Theiling/Szczepanski/
Lob-Corzilius

**Der Luftikurs für
Kinder mit Asthma**

Die Autoren

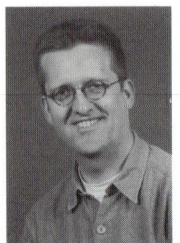

Dr. phil. Dipl.-Psych. Stephan Theiling (* 1961) arbeitet seit 1988 am Kinderhospital Osnabrück. Er ist Klinischer Psychologe, Psychotherapeut und Supervisor (BDP), Gesprächspsychotherapeut (GwG) sowie Familientherapeut (IF Weinheim).

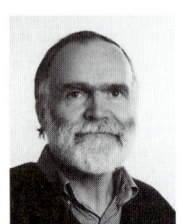

Dr. med. Rüdiger Szczepanski (* 1944) ist Kinderarzt und Allergologe. Seit 1980 leitet er die Asthma- und Allergieabteilung im Kinderhospital Osnabrück.

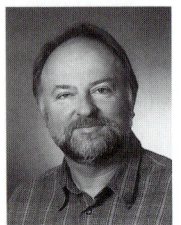

Dr. med. Thomas Lob-Corzilius (* 1952) ist Kinderarzt und Allergologe. Seit 1988 ist er Oberarzt am Kinderhospital Osnabrück.

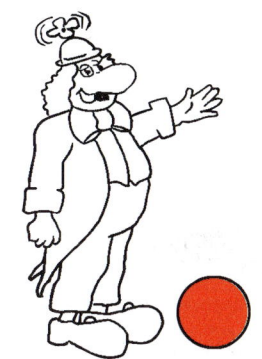

Dr. phil. Dipl.-Psych. Stephan Theiling
Dr. med. Rüdiger Szczepanski
Dr. med. Thomas Lob-Corzilius

Der Luftikurs für Kinder mit Asthma

- Ein fröhliches Lern- und Lesebuch
  für Kinder und ihre Eltern

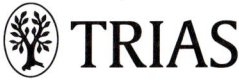

Die Deutsche Bibliothek –
CIP-Einheitsaufnahme
Ein Titeldatensatz für diese Publikation ist
bei Der Deutschen Bibliothek erhältlich.

Leserservice:

Wenn Sie Fragen oder Anregungen zu diesem
Buch haben, schreiben Sie uns!
TRIAS Verlag
Postfach 301107
70451 Stuttgart

Oder besuchen Sie uns im Internet
unter: www.trias-gesundheit.de

Redaktion: Karl Quadt

Umschlaggestaltung:
Cyclus · Visuelle Kommunikation, Stuttgart

Umschlagfoto vorn: Mauritius
Rückseite: Stockbyte

Textzeichnungen:
Christine Lackner, Ittlingen

Dieses Buch wurde in der neuen deutschen
Rechtschreibung verfasst.

Wichtiger Hinweis:
Wie jede Wissenschaft ist die Medizin ständigen Entwicklungen unterworfen. Forschung und klinische Erfahrung erweitern unsere Erkenntnisse, insbesondere was Behandlung und medikamentöse Therapie anbelangt. Soweit in diesem Werk eine Dosierung oder eine Anwendung erwähnt wird, darf der Leser zwar darauf vertrauen, dass Autoren, Herausgeber und Verlag große Sorgfalt darauf verwandt haben, dass diese Angabe **dem Wissensstand bei Fertigstellung des Werkes** entspricht.
Für Angaben über Dosierungsanweisungen und Anwendungsformen kann vom Verlag jedoch keine Gewähr übernommen werden. **Jeder Benutzer ist angehalten,** durch sorgfältige Prüfung der Beipackzettel der verwendeten Präparate und gegebenenfalls nach Konsultation eines Spezialisten festzustellen, ob die dort gegebene Empfehlung für Dosierungen oder die Beachtung von Kontraindikationen gegenüber der Angabe in diesem Buch abweicht. Eine solche Prüfung ist besonders wichtig bei selten verwendeten Präparaten oder solchen, die neu auf den Markt gebracht worden sind. **Jede Dosierung oder Anwendung erfolgt auf eigene Gefahr des Benutzers.** Autor und Verlag fordern alle Benutzer auf, ihnen etwa auffallende Ungenauigkeiten dem Verlag mitzuteilen.

Gedruckt auf chlorfrei gebleichtem Papier

© 1996, 2001 Georg Thieme Verlag
Rüdigerstraße 14
D-70469 Stuttgart
Printed in Germany
Satz: Fotosatz H. Buck, Kumhausen
Druck: Gulde Druck, Tübingen

ISBN 3-89373-644-1   1 2 3 4 5 6

Inhaltsverzeichnis

Der Elternteil

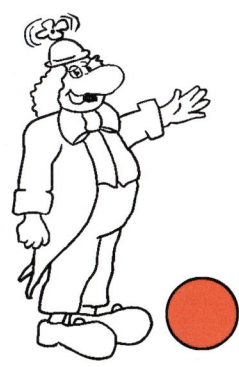

Die Mitglieder der »Luftiku(r)s«-Arbeitsgruppe am Kinderhospital Osnabrück

Das Vorliegen dieses Buches wäre ohne das Miteinander der »Luftiku(r)s«-Arbeitsgruppen-Mitglieder und der zahlreichen Psychologie-Diplomanden der Universität Osnabrück nicht möglich gewesen. Das Luftiku(r)s-Team ist sehr lebendig, sodass sich seine Zusammensetzung dauernd wandelt. Somit soll zum Zeitpunkt der dritten Auflage keine Auflistung der einzelnen Namen mehr erfolgen.

Ergänzendes Vorwort zur 3. Auflage

Seit der letzten Auflage sind 5 Jahre vergangen. Therapiepläne und Medikamente haben sich weiterentwickelt, sodass es notwendig und sinnvoll war, die neue Auflage noch einmal zu aktualisieren. Die bisherige Form des Buches mit einem ersten Teil für die Kinder und einem zweiten Teil für die Eltern soll dabei bewusst beibehalten werden.

Da inzwischen mehrere hundert Asthmaschulungsteams in Deutschland tätig sind, ist eine aktuelle Liste für ein Buch redaktionell nicht mehr sinnvoll. Es gibt inzwischen genügend Möglichkeiten über die **Arbeitsgemeinschaft Asthmaschulung im Kindes- und Jugendalter e.V.** bzw. deren regionalen Arbeitsgruppen an entsprechende Adressen von Schulungsteams zu kommen (Homepage der AG Asthmaschulung: www.asthmaschulung.de).

Nach der zweiten Auflage haben uns viele positive Resonanzen und Anregungen erreicht. Auch von Eltern und Kindern kamen sehr viele Rückmeldungen. All diese Resonanzen sind mit in die dritte Auflage eingeflossen und haben uns geholfen, diese Auflage wieder zügig zu erstellen. Ein Großteil der Rückmeldungen stammt von anderen Asthmatrainern, die – so wie wir – versuchen, auf eine angemessene Art Kindern und Jugendlichen die Vorgänge beim Asthma bronchiale und die Möglichkeiten der Dauer- und Akuttherapie spielerisch zu vermitteln. So hoffen wir, dass auch diese Auflage wiederum eine Unterstützung für Kinder und Eltern im alltäglichen Umgang mit dem Asthma bronchiale darstellt.

Die Autoren

Zu diesem Buch

In unserer praktischen Tätigkeit mit asthmabetroffenen Kindern und Jugendlichen und deren Familien haben wir sehr häufig erlebt, dass Kinder und Jugendliche oft keine angemessene Vorstellung davon haben, was wir Spezialisten unter dem Begriff Asthma verstehen. Häufig fehlt ihnen das Gespür für die Atmung und ihre Veränderungen und oft die Begründung für die medikamentöse Therapie und vieles mehr.

Das mag zum Teil daran liegen, dass wir Erwachsene oft genug glauben, unsere Kinder würden schwierige Zusammenhänge nicht verstehen. Teilweise können wir Phänomene wie Atmen, Atemnot und Wirkungsweise von Medikamenten – um nur einige Beispiele zu nennen – selbst nicht begreifen, geschweige denn, sie unseren Kindern vermitteln.

Die Entwicklungspsychologie zeigt jedoch: Kinder denken nicht weniger als Erwachsene, sie denken nur anders.

Das bedeutet, dass wir Erwachsene uns mit unseren Erklärungen und Ausdrucksweisen an der jeweiligen Entwicklungs- und Verständnisstufe des Kindes/Jugendlichen orientieren müssen.

Oft genug wird auch uns Erwachsenen manches erst klar, wenn wir versucht haben, gemeinsam mit unseren Kindern »erkennen« und »verstehen« zu lernen. Deshalb sind wir Autoren den Kindern, die wir betreut haben, dankbar. Durch sie haben wir viele Dinge gelernt und erfahren, die somit auch in dieses Buch einfließen konnten.

Die Wurzeln dieses Buches stecken im »Luftiku(r)s«, einem Asthmabetreuungskonzept, das seit 1988 in Kooperation zwischen dem Kinderhospital Osnabrück und der Universität Osnabrück entwickelt und erprobt wurde. Wir haben das Buch mit dem Anspruch geschrieben, dass Kinder/Jugendliche und Erwachsene die wichtigsten Aspekte der chronischen Krankheit Asthma bronchiale kennen und **verstehen** lernen, und zwar so, dass das (Vor-)Lesen auch noch Spaß macht.

In diesem Buch werden unter der Formel »Asthma ist eine Krankheit, die behandelt und bewältigt werden muss«, die vielfältigen Herausforderungen der chronischen Erkrankung an die Familie als Ganzes beschrieben. Dabei sind sowohl psychosoziale und physiotherapeutische Krankheitsaspekte als auch die neuesten medizinischen Erfordernisse der Kinderärzte, die sich führend in Europa mit Asthma beschäftigen, eingeflossen.

Wir danken allen, die unsere »Luftiku(r)s«-Arbeitsgruppe in irgendeiner Art und Weise unterstützt haben. Ohne diese Unterstützung würde es diesen Ratgeber nicht geben.

Interessiert sind wir an Ihren/euren Rückmeldungen und Anregungen zu diesem Buch.

Die Autoren

Der Kinderteil

Die Hauptpersonen

Hallo, ich heiße **Beate** und bin 8 Jahre alt. Ich esse gerne Nudeln und Pommes. Ich mag keine ungerechten Lehrer und auch nicht, wenn mein großer Bruder doll angibt, was er alles kann. Übrigens, meine Eltern sagen, dass ich Asthma habe.

Hey, ich bin der **Ben**. Ich bin 11 Jahre alt und fahre gerne Inlineskates. Mein Lieblingsessen ist Pizza. Das Inhalieren kann ich überhaupt nicht leiden. Meine Eltern sagen allerdings immer, dass ich Medikamente einnehmen soll, weil ich Asthma habe.

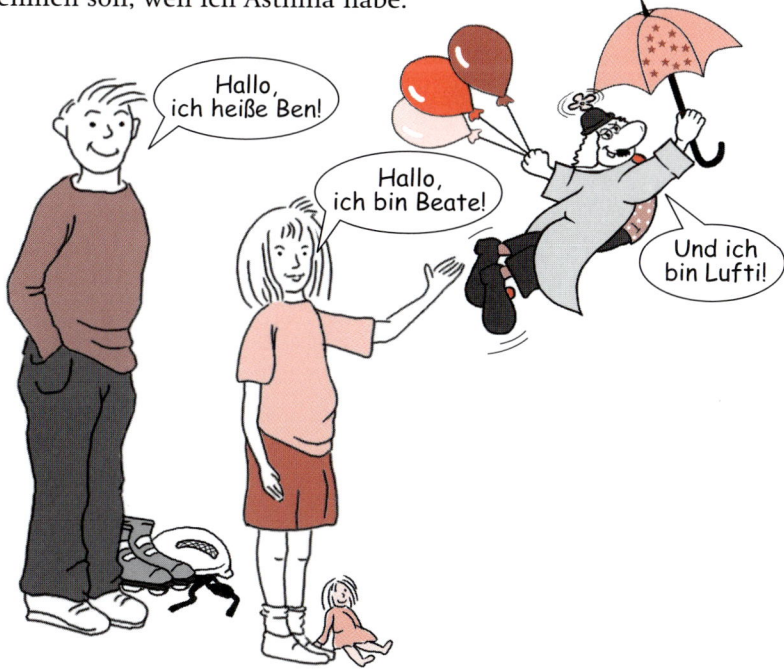

Und ich bin der **Lufti**. Ich wohne seit mehreren Jahren im Kinderhospital in Osnabrück. Dort habe ich eine Menge über Asthma erfahren und gelernt. Seit meiner Geburt habe ich Asthma.

Ach ja, ich faulenze gerne herum und esse liebend gerne Hähnchen. Pst, kommt einmal dichter ran. Hi, hi, ich glaube Ben und Beate wissen wenig über Asthma, aber denen kann ich helfen. Wisst ihr denn, wie eure Atmung funktioniert, was Asthma ist und was man dagegen tun kann? Auch nicht? Na, dann lest mal weiter.

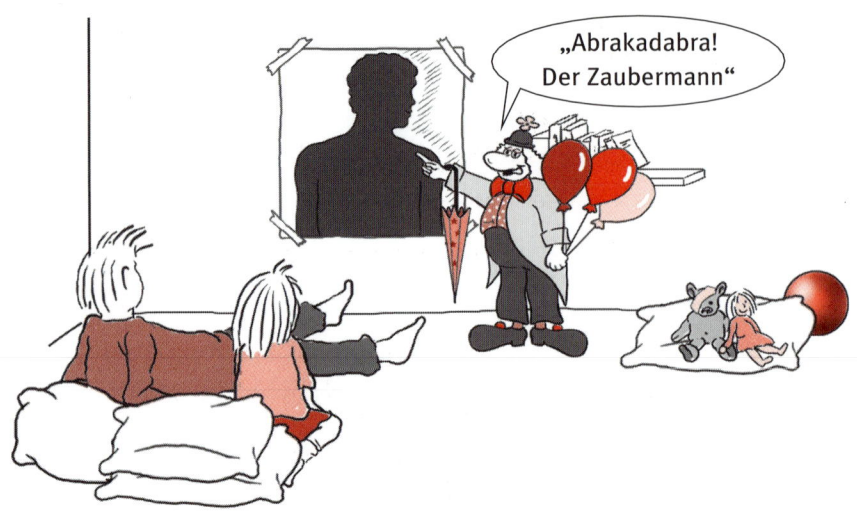

Wie atmest du?

Beate   Ich habe keine Lust mehr zu diesem langweiligen Inhalieren. Wozu muss ich das überhaupt machen?

Ben   Mir stinkt das auch! Immer das Gleiche. Außerdem geht es mir doch gut, wieso also inhalieren?

Lufti   Ich lach' mich ja schlapp. Ihr habt Asthma und wisst noch nicht mal, warum ihr inhalieren sollt? Wisst ihr denn, was Asthma überhaupt ist?

Beate   Irgendwie ist man da krank.

Lufti   Das stimmt, aber was ist denn da krank? Die Füße?

Ben und Beate   Nee, Asthma ist, wenn man keine Luft mehr bekommt. Man muss husten, und wenn man Luft holt, hört es sich ganz komisch an.

Lufti   Aha, es hat also etwas mit dem Ein- und Ausatmen zu tun, das ist richtig. Wisst ihr denn, wie das Ein- und Ausatmen der Luft in eurem Körper geschieht?

Ben und Beate schauen sich ratlos an.

Ben   Darüber habe ich noch nie nachgedacht.

Beate   Ist das denn wichtig?

Lufti   Na logisch! Wenn ihr nicht wisst, wie ihr atmet und was Asthma ist, dann könnt ihr auch nicht verstehen, warum ihr inhalieren sollt.

Beate   Wenn's nicht allzu langweilig wird, kannst du ja mal erzählen.

Ben   *(Stöhnt)* Wenn's sein muss.

Lufti   Ich zeig' euch mal meinen »Zaubermann«:

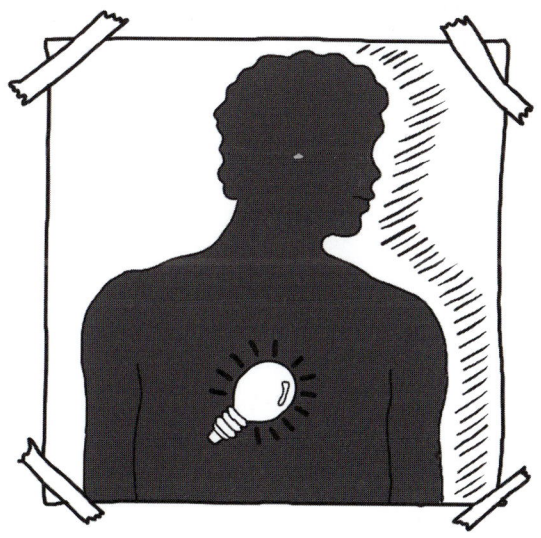

Lufti   Wisst ihr, was das ist?

Beate   Natürlich, irgendein Mensch, aber warum ist der schwarz?

Lufti   Wenn ich zaubere, Abrakadabra, dann kann ich Licht innen im Zaubermann anknipsen. Der ganze Körper ist jetzt aus Glas. Ihr könnt wie durch ein Fenster hineingucken. So sieht das in jedem Menschen innen aus, bei euch und auch bei mir.

Ben und Beate   Was? Bei uns sieht das auch so aus? Was bedeuten denn die vielen Striche, die da in deinem Zaubermann drin sind?

Lufti   Na, das da oben am Kopf kennt ihr doch wohl?

Ben   Da sitzen die **Nase** und der **Mund**.

Beate   Genau, da strömt die Luft hinein und heraus.

Ben, Beate und Lufti sitzen da und atmen einige Male fest ein und aus, ein und aus –

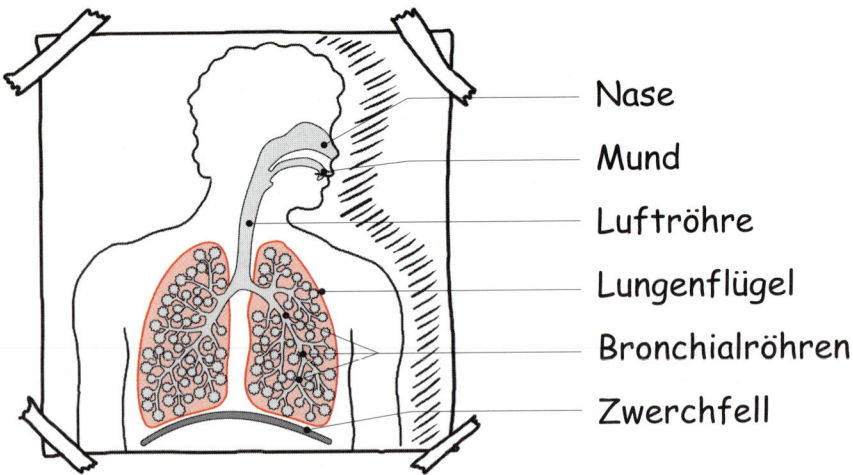

Nase
Mund
Luftröhre
Lungenflügel
Bronchialröhren
Zwerchfell

Lufti   Merkt ihr denn, wo die Luft hinwandert, wenn ihr eingeatmet habt?

Ben   *(Fasst sich auf den Bauch)* Hierhin, mein Bauch geht immer hoch und runter.

Lufti   Nee, die Luft wandert nicht in den Bauch, sie flutscht in die **Lunge**. Die Lunge sitzt da oben im **Brustkorb**, wie ihr es beim Zaubermann seht. Zeigt mir einmal, wo sitzt denn eure Lunge?

Ben und Beate legen beide Hände auf ihren Brustkorb, dort wo die Lunge sitzt.

Beate   Aha, die Luft wandert also durch die Nase und den Mund in den Körper hinein. Durch den Hals flutscht sie –

Lufti   – genau, im Hals sitzt die **Luftröhre**. Sie ist wie ein dicker Strohhalm, durch den ihr pusten könnt.

Beate   – durch diese Luftröhre zu den beiden Lungenflügeln.

Ben   Ach so, die Luft landet also gar nicht im Bauch. Sie landet ein Stockwerk höher. Und wie heißen noch mal die beiden großen Teile, die wie Schnitzel aussehen?

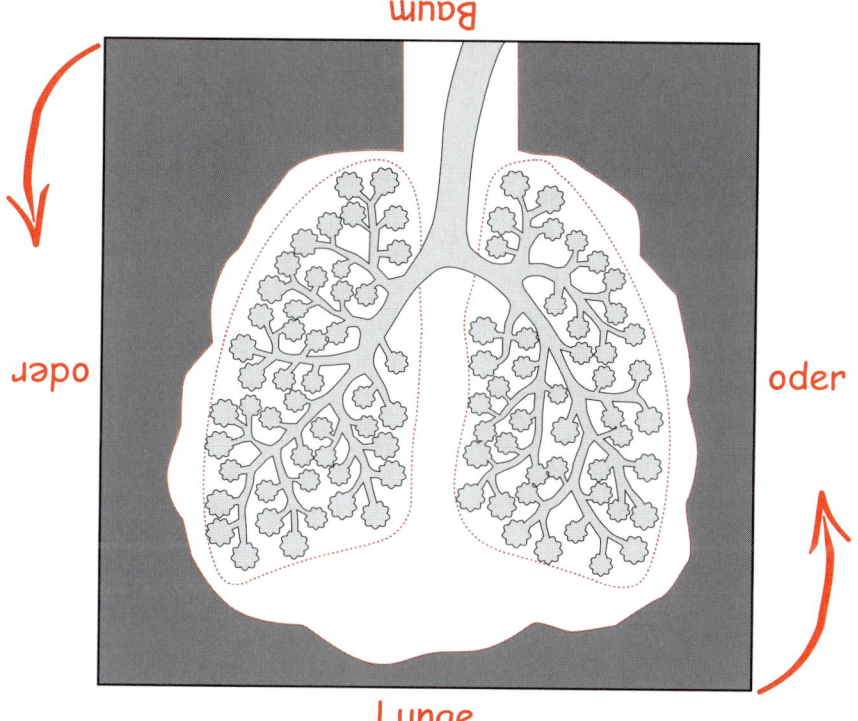

Baum

oder

oder

Lunge

Beate Na, **Lungenflügel**, hat Lufti doch schon gesagt. Aber was sitzt dort in den Lungenflügeln? Das sieht ja aus wie Blumenkohl.

Lufti Das, was du Blumenkohl genannt hast, sind die **Bronchien**.

Ben Bronchien? Kapiere ich nicht.

Lufti Bronchien sind Röhren, wie ein Strohhalm oder wie die Papprolle vom Klopapier. Ihr könnt dort durchgucken und Luft hindurchpusten.
In den Lungenflügeln sind die Röhrchen natürlich viel kleiner und feiner, als bei einer richtigen Papprolle. Teilweise sind sie so klein wie ein einzelnes eurer Haare.
In der Lunge sieht es genau wie bei einem richtigen Baum aus. Es gibt dicke und dünne Äste. Auch die Bronchien-Röhrchen werden immer kleiner und feiner. Am Ende der Röhrchen, da wo beim Baum die Blätter sitzen, sind hier die **Lungenbläschen**. Ihr könnt euch das auch so vorstellen, wie bei einem großen Ast mit Weintrauben oder wie beim Blumenkohl.

Ben Aha, jetzt wird mir klarer: Die Luft wandert durch die Nase und den Mund …

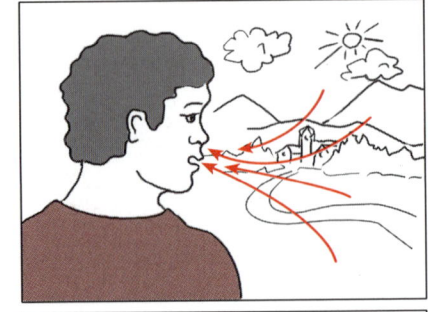

… und von dort zum Hals, durch den Gartenschlauch, der Luftröhre heißt …

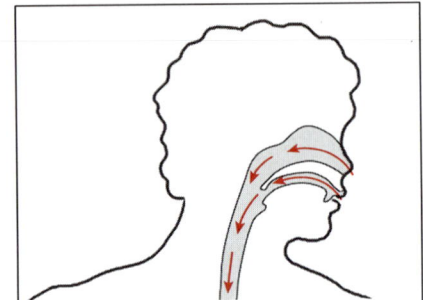

… hin zu den beiden Lungenflügeln …
… wo die Luft sich in die vielen, kleinen Bronchien-Röhrchen verteilt.

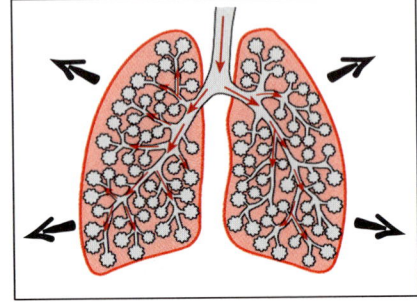

Lufti Und am Ende der Röhrchen wird der **Sauerstoff** aus der Luft in den Körper weitergegeben. Eure Körper brauchen Sauerstoff, damit ihr toben, Rad fahren, schlafen usw. könnt. Der Sauerstoff ist für euch genauso wichtig, wie Benzin fürs Auto. Ohne Benzin steht das Auto still.

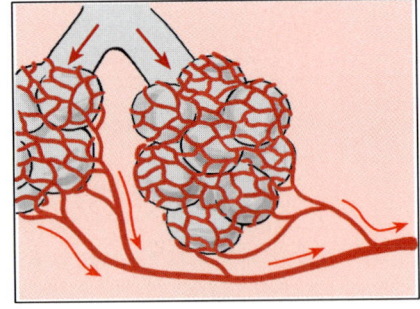

Beate   Und was atmen wir aus?

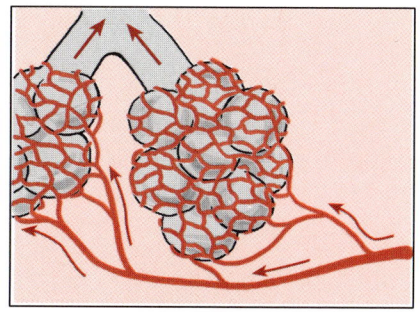

Lufti   Durch das Toben, Spielen usw. entstehen im Körper Abgase, ähnlich wie beim Auto. Diese Abgase heißen beim Menschen Kohlendioxide und wandern zurück in die Lunge.

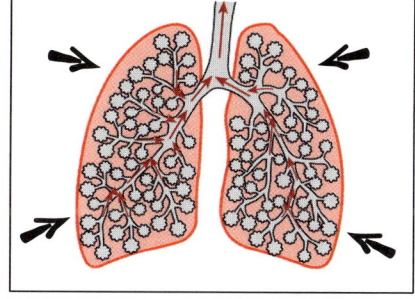

Von dort strömen sie durch die Luftröhrchen wieder zu Mund und Nase hinaus.

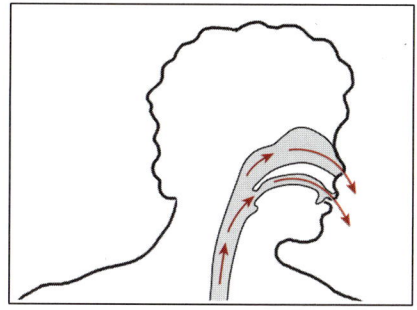

Ben   Jetzt verstehe ich, wie die Atmung funktioniert.

Lufti   Tja, so atmet ihr. Und all das findet bei jedem von uns statt, tausende Mal am Tag und in der Nacht beim Schlafen, egal, ob man Asthma hat oder nicht.

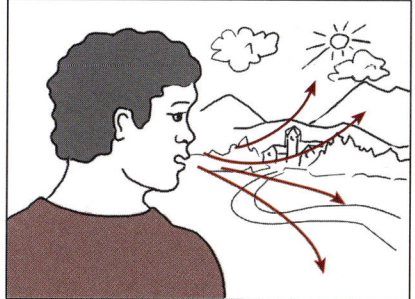

MERKBOX

 Jeder Mensch braucht Luft zum Leben, die ein- und ausgeatmet wird. Das Ein- und Ausatmen kannst du beobachten, wenn du darauf achtest, wie dein Brustkorb sich beim Ein atmen ausdehnt und beim Ausatmen wieder zusammenzieht.

Du kannst es auch vergleichen mit einem Luftballon: Wenn du Luft in den Ballon pustest, dehnt er sich aus und er wird größer. Wenn du die Luft herauslässt, wird er wieder klein. Das Gleiche passiert beim Atmen mit deiner Lunge.

Die Luft wandert durch Nase und Mund in den Rachenraum. Durch die Luftröhre wandert sie zu den beiden Lungenflügeln, die in deinem Brustkorb sitzen.

In den Lungenflügeln sitzen die Bronchien. Es handelt sich dabei um ein immer feiner werdendes Röhrchensystem, in das sich die Luft verteilt. Der Sauerstoff aus der Luft wird von den feinsten Bronchien an dein Blut abgegeben. Das Blut transportiert den Sauerstoff zu den einzelnen Zellen, wo er verbraucht wird.

Kohlendioxid ist der Abfall, den das Blut zurück zu deiner Lunge transportiert. Von den Lungenbläschen gelangt das Kohlendioxid durch die Bronchien und die Luftröhre, durch Mund und Nase nach draußen.

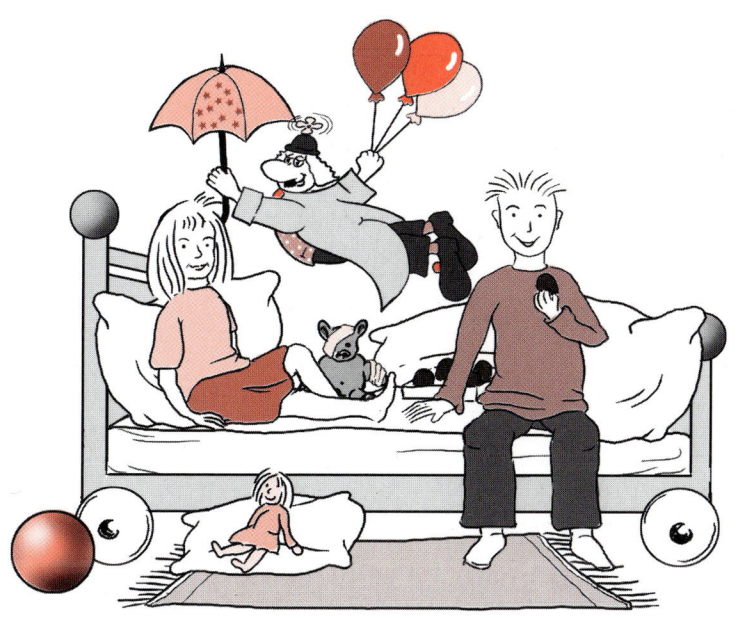

Was ist Asthma?

Ben   Jetzt weiß ich aber immer noch nicht, was Asthma ist?

Beate   Genau! Bis jetzt ist das ja puppig. Asthma ist bestimmt was Schwieriges.

Lufti   Quatsch, guckt euch mal meine Super-Bronchus-Röhre hier an. Da können wir sogar durchkriechen. Die habe ich aus meiner Lunge herausgezaubert und vergrößert, denn in Wirklichkeit sind die Röhren viel kleiner, wie ihr ja eben gehört habt (s. S. 15).

Ben   Jetzt will ich aber auch mal zaubern. Hokuspokus fidibus, ich verzaubere uns jetzt in die Luft. Wir sind nicht mehr Beate, Lufti und Ben, sondern Luft.

Lufti und Beate lachen laut und werden ganz aufgeregt.

Lufti   Und jetzt wandern wir als Luft durch die Bronchienröhre.

Beate   Das geht ja locker, da hab ich keine Schwierigkeiten.

Ben   Genau, die Luft flutscht gut durch die Röhre.

Lufti   *(Grinst)* Wartet es ab.

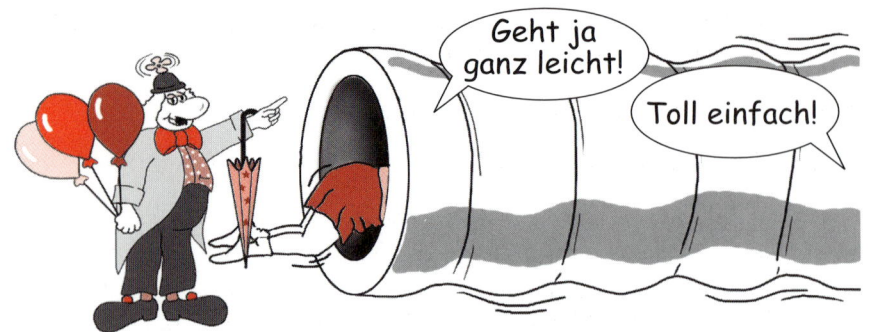

Lufti stopft die Decken und das Kissen von Beates Bett in die Super-Bronchus-Röhre.

Na, liebe Luft, versucht es jetzt noch einmal.

Lufti Jetzt drücke ich die Röhre auch noch etwas zu.

Beate Oh, da bleibt ja noch weniger Platz für uns Luft zum Hindurchgleiten.

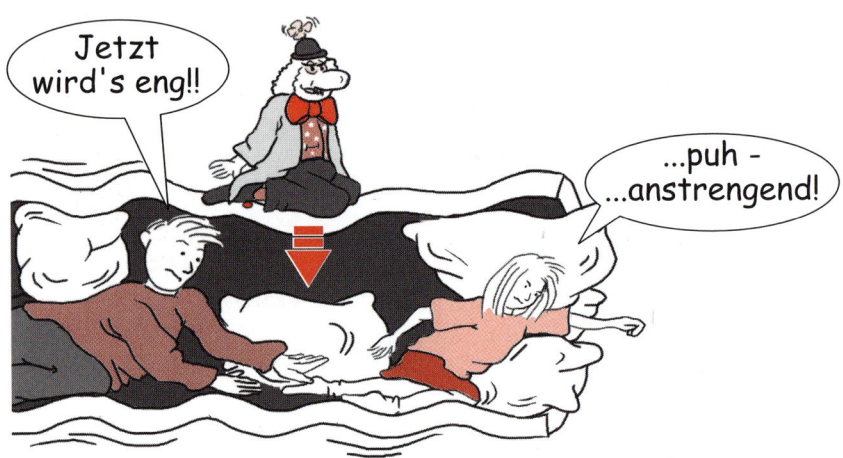

Lufti Und das genau findet statt, wenn Ihr **Luftnot** bekommt: Der Platz für die Luft in den Röhrchen wird total eng. Die Luft wandert gut in die Lunge hinein, kann aber nicht wieder gut hinaus. Das ist wie bei einem aufgeblasenen Luftballon, den man oben zuhält.

Beate Logo, da geht die Luft auch nur langsam heraus und das piepst so.

Ben *(Staunt)* Und so ist das auch bei meiner Lunge?

Lufti So ähnlich jedenfalls. Bei Luftnot entstehen in den Bronchus-Röhrchen »**Die Drei Dicken**«.

Ben Was sind denn »**Die Drei Dicken**«?

Beate Nun halte doch mal die Klappe und lass Lufti weiterreden.

Lufti Auf diesem Bild seht ihr in der Mitte so etwas Weißes. Das ist in der Bronchus-Röhre der Teil, durch den Luft hineinwandert. Wenn ihr durch unseren Kriechtunnel schaut, seht ihr diesen Platz. Dieses Bild zeigt einen Querschnitt einer Bronchus-Röhre. Ich habe einfach mit einem Messer eine Scheibe von einer Bronchus-Röhre abgeschnitten, so wie bei einer Salami, und dann sieht es so aus:

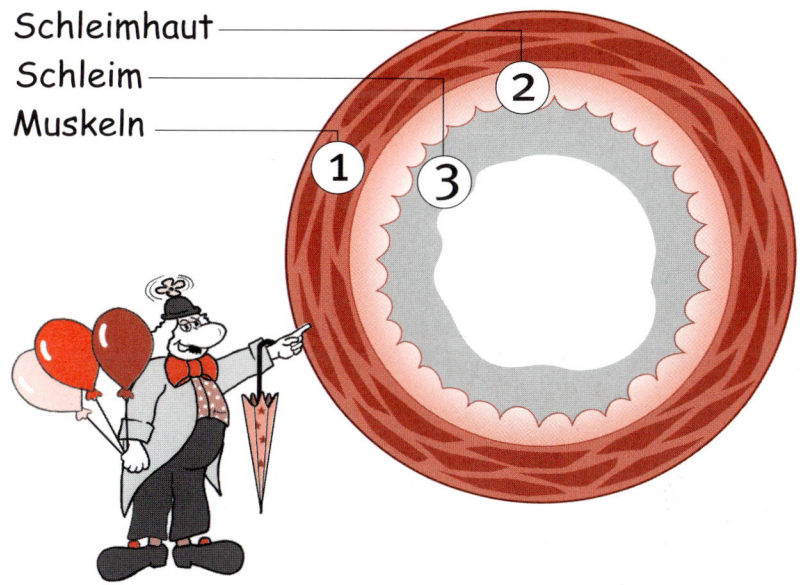

Beate Und wer sind »**Die Drei Dicken**«?

Lufti Der erste Dicke ist die **Schleimhaut**, die in den Röhrchen sitzt.

Beate Was ist das, eine Schleimhaut?

Lufti Lutsch mit deiner Zungenspitze doch einmal an der Innenseite der Backe.

Beate Oh, das ist ja voll glitschig.

Lufti So ist das auch in den Bronchus-Röhrchen. Die Schleimhaut ist die Fabrik für den **Schleim**, den zweiten Dicken.

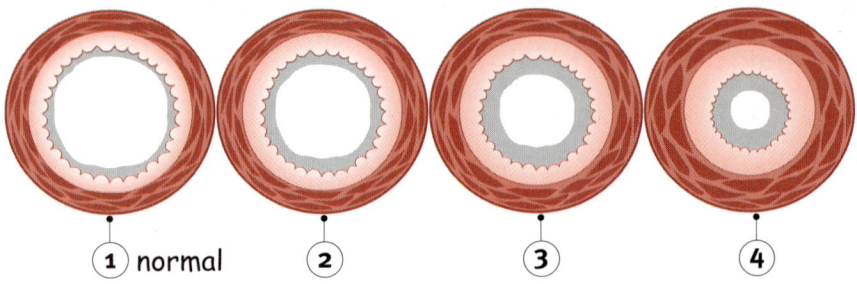

① normal　　　②　　　③　　　④

Ben　Schleim? Du meinst dieses Glibberzeug, das ich manchmal morgens ausspucke?

Lufti　Ja, der Schleim wird bei zunehmender Luftnot immer mehr und immer dickflüssiger, wie Honig. Er verstopft die Röhrchen.

Ben　Und der dritte Dicke?

Lufti　Das sind die **Muskeln**, ganz außen. Wenn die sich zusammenziehen, wird der Platz für die Luft noch mehr eingeengt.

Ben　*(Spannt seine Armmuskeln an)* Ist das wie mit meinen Muskeln?

Beate　Angeber!

Lufti　Genau, wenn du sie anspannst, werden sie dicker.

Ben　Aha, also jedes Röhrchen ist gebaut aus Schleimhaut, Schleim und Muskeln.

Beate　Und beim Asthma werden »**Die Drei Dicken**« immer dicker und lassen keinen Platz mehr für die Luft?

Lufti　Toll, ihr habt das schon gut verstanden. Die Schleimhaut schwillt an, die Schleimfabriken arbeiten mehr, dadurch kommt viel mehr ganz zäher Schleim in die Röhrchen und außerdem verdicken sich die Muskeln. Die Luft kann schlechter durch die Röhrchen strömen. Das nennen wir Asthma.

Ben　Ist denn nur auf der 4. Scheibe Asthma?

Lufti　Nein, auf der 4. Scheibe bekommt man fast überhaupt keine Luft mehr.

Beate　Das hatte ich schon mal. Da konnte ich nicht mal mehr zur Garage gehen.

Lufti　So, wie auf der 2. Scheibe ist es, wenn du beim Fußballspielen tobst und dabei hustest!

Ben … oder wenn ich beim Inlineskatefahren schlechter Luft kriege?

Lufti Richtig.

Beate **Wo kommt das Asthma denn her?**

Ben **Warum habe ausgerechnet ich Asthma? Warum hat es meine Schwester nicht?**

Lufti Puh, das sind schwere Fragen. So genau wissen die Ärzte das auch noch nicht. Auf jeden Fall habt ihr oder eure Eltern keine Schuld daran, dass ihr Asthma habt.

Beate Ich habe es ja schon seit der Geburt. Meine Mutti hat mir gesagt, ich habe das Asthma vererbt bekommen.

Lufti Richtig, Vererbung spielt eine wichtige Rolle. Aber nicht jedes Kind, das Eltern oder Großeltern mit Asthma hat, muss selber Asthma bekommen. Das Asthma wird versteckt vererbt. Bei manchen kommt es zum Vorschein, bei manchen nicht.

Ben Aha. Mein Vati sagt immer, meine Schwester hat ihren Lockenkopf von unserer Mutti geerbt. Ich habe das nicht von ihr bekommen.

Lufti Ja, so ähnlich geht das. Außerdem sind die vielen miesen Abgase aus den Schornsteinen, den Autos und der Zigarettenqualm auch nicht gut für die Lunge. Viele schwere Erkältungen fördern auch, dass ein Kind Asthma bekommen kann.

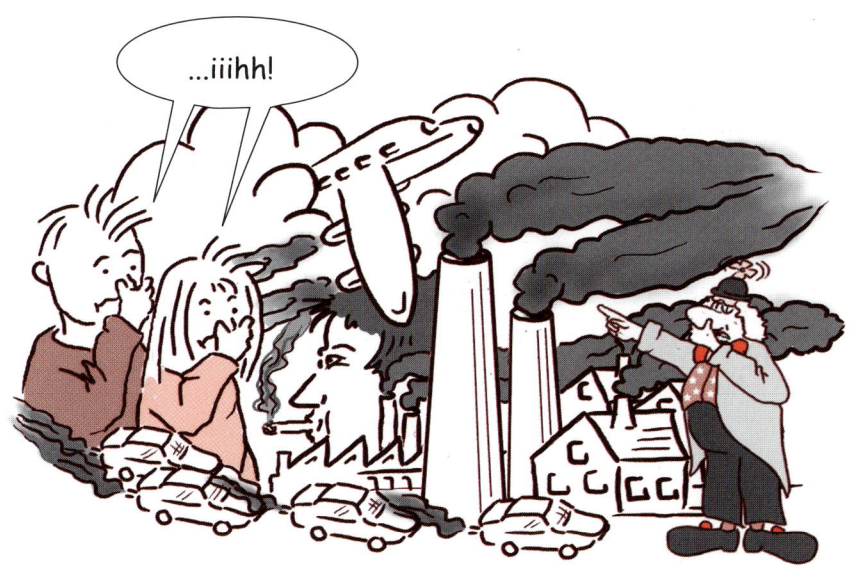

Beate Und ist Asthma eine ansteckende Krankheit?

Lufti Nein, nein, ihr könnt keine anderen Kinder damit anstecken!

Ben Ich will nur wissen, ob das Asthma auch wieder weggeht?

Lufti Heh, heh, jetzt seid ihr wohl neugierig geworden?

MERKBOX

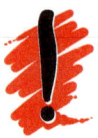 Die Röhrchen (Bronchien) in deinen beiden Lungenflügeln bestehen aus einer äußeren Schicht Muskeln und einer Schleimhautschicht. Die Schleimhaut bildet Schleim. Das gilt für jeden, egal ob er Asthma hat oder nicht. Wenn du Luftnot bekommst, verengen sich die Bronchien: Die Schleimhaut schwillt an, sie ist entzündet, der Schleim wird mehr und zähflüssiger. Die Muskeln verkrampfen und verdicken sich. **Diese drei Vorgänge nennen wir »Die Drei Dicken«.** Sie bewirken, dass die Luft schlechter durch die Röhrchen gleiten kann. Die Luft sammelt sich somit in der Lunge und kann nicht mehr so gut ausgeatmet werden. Das Ausatmen beim Asthma fällt schwerer als das Einatmen. »Die Drei Dicken« haben beim Ausatmen einfach noch mehr Kraft und halten die Luft ganz stark fest.

Auf den vier Scheiben kannst du sehen, wie unterschiedlich stark die Luftnot sein kann, bis hin zu einem richtigen Anfall. Asthma ist also nicht nur ein Anfall, sondern auch das Husten, Brummen und Pfeifen, das du manchmal hörst. Asthma ist nicht ansteckend. Du und deine Eltern haben keine Schuld daran, dass du Asthma hast. Warum du es ausgerechnet hast, wissen die Ärzte noch nicht genau. Vererbung, Umwelt und schwere Erkältungen spielen eine wichtige Rolle.

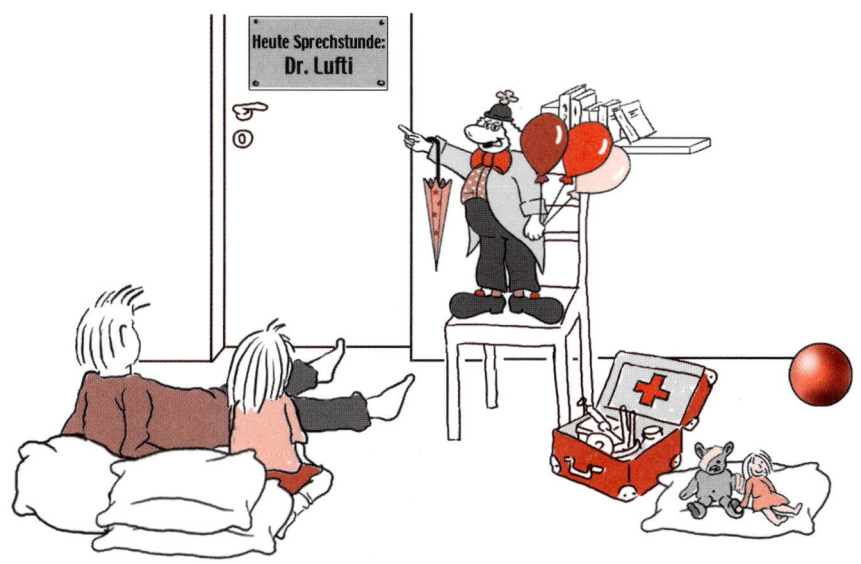

Wodurch wird Asthma ausgelöst und wie stellt dein Arzt fest, ob du Asthma hast?

Lufti Wisst ihr denn, wie ein Arzt herausfindet, ob ein Kind Asthma hat?

Beate So genau nicht. Er untersucht, glaube ich, den Körper und fragt uns Löcher in den Bauch.

Ben Mir haben sie da auch Blut abgenommen, aber das hat nur ganz wenig weh getan. Die Schwester hat gesagt, man darf ruhig ein bisschen weinen. Das fand ich ganz gut von ihr.

Lufti Der Arzt muss wie ein **Kommissar** eine gute Spürnase haben, wenn er herausfinden will, ob ein Kind Asthma hat.

Ben Ein Kommissar? Das ist doch einer, der alles ganz genau nimmt und sogar mit der Lupe nach Spuren sucht.

Lufti Richtig, er forscht nach Dingen, die Asthma **auslösen**, wie ein Kommissar, der nach Verbrecherspuren sucht.

Beate Du machst Witze: Meine Ärztin als Kommissarin? Zum Lachen.

Lufti Der Arzt führt ein Kommissargespräch mit euch und euren Eltern. Er versucht herauszufinden, welches eure **Asthma-Auslöser** sind.

Dazu stellt er viele Fragen zum Alltag. Zum Beispiel, wie oft kriegst du Luftnot? In welchen Situationen musst du husten? Kannst du länger laufen als deine Freunde?

Ben   Was sind das, Auslöser?

Lufti   Auslöser ärgern »Die Drei Dicken« in der Lunge. Ein oder mehrere Auslöser können in der Lunge Luftnot hervorrufen.

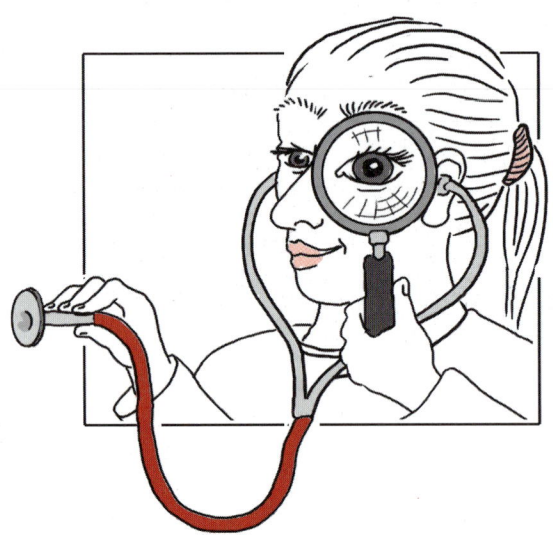

Ben   Ach so, du meinst Auslöser sind die Dinger, die das Asthma in der Lunge machen?

Lufti   Richtig. Kennt ihr bei euch denn Auslöser, die Luftnot machen?

Beate   Na klar. Bei mir: Hausstaubmilben, Birkenpollen, Katzen und viel Toben.

Ben   Hausstaubmilben, was ist denn das?

Beate   Das sind klitzekleine Minitierchen, die überall dort leben, wo Staub ist: in Teppichen, Kuscheltieren, im Sofa, im Bett.

Für die vielen Hausstaubmilben ist es im Bett so schön kuschelig und warm. Deshalb habe ich sogar eine andere Bettdecke und ein anderes Kissen bekommen. Und meine Matratze ist komplett eingehüllt worden. Alles kann meine Mutti dann waschen – einmal im Vierteljahr oder so.

Ben   Krabbeln die Milben sonst etwa in den Mund und dann in die Lunge hinein?

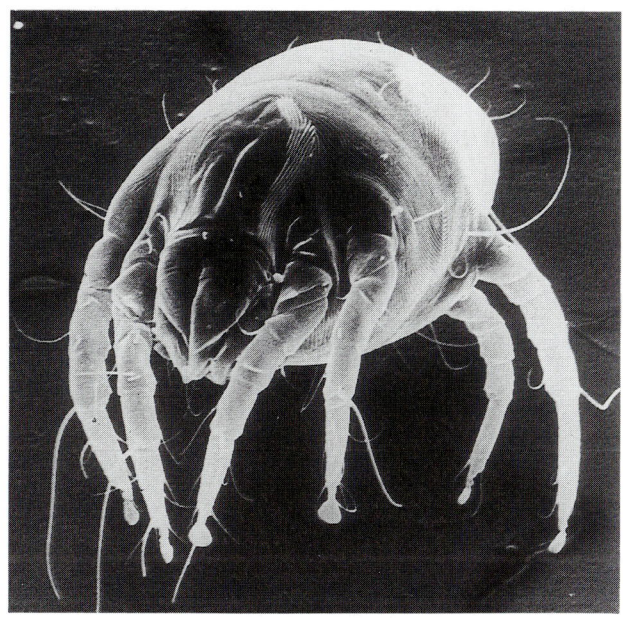

Hausstaub-
milbe

Lufti   Nee. Ihr kennt doch bestimmt Staub. Der ist ganz fein. Ihr seht ihn, wenn ihr gegen die Sonne aus dem Fenster guckt. Die winzigen Milben machen auch Staub. Dieser Staub wird zusammen mit dem Hausstaub eingeatmet. Und wenn dieser Staub in die Lunge gerät, werden »Die Drei Dicken« ganz wild.

Ben   Aha, darum darf ich nicht dabei sein, wenn meine Mutti staubsaugt und putzt.

Beate   Gibt es denn sonst noch Auslöser?

Lufti   Oh ja, eine ganze Menge. Hier, ich zeige euch mal ein Buch, in dem die wichtigsten Auslöser stehen:

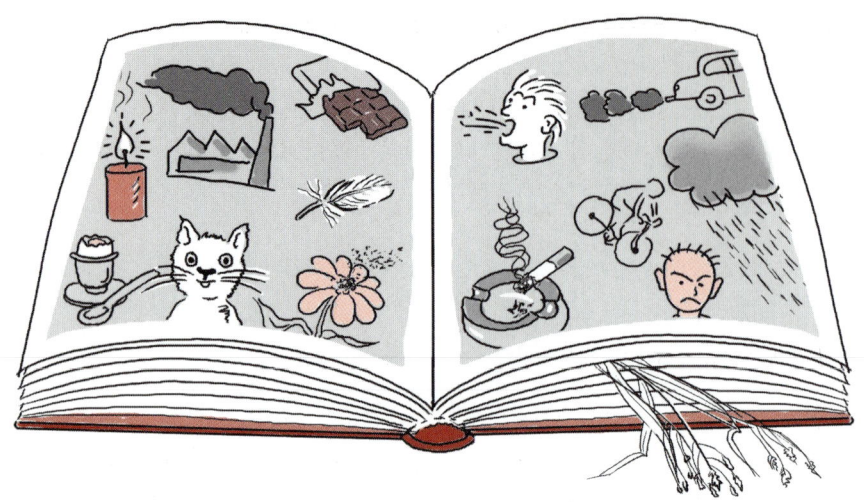

Allergien gegen:
Milben
Blütenpollen
Gräser
Tierhaare
Schimmelpilze
Federn
Milch
Ei
Nüsse

»Dicke« Luft:
Tabakrauch
Gasherd
Kaminrauch
Kohleofen
Kerzen
Autoabgase
Smog
Fabrikabgase
Chlorluft im Schwimmbad

Gefühle:
Angst
Ärger
Lachen
Freude
Kummer
Aufregung

Wetter:
Nebel
schwüles Wetter
Nässe
Sturm
kalte Luft

Erkältung:
Schnupfen
Grippe
Husten
Lungenentzündung

Bewegung:
zu viel Rennen
keine Pausen beim Sport und beim Toben
zu schnell Fahrrad fahren

Ben All' diese Auslöser sollen meine »Drei Dicken« ärgern? Das glaube ich nicht!

Lufti Nicht alle Auslöser auf einmal. **Du musst herausfinden, welche von diesen Auslösern dein Asthma hervorrufen.** Überleg mal, wie das bei dir ist. Kreuze deine Auslöser doch an. Oder mal sie ganz groß auf einen Block.

Beate Und in dem Kommissargespräch forscht der Arzt danach?

Lufti Genau, der untersucht euch am ganzen Körper, hört eure Lungen mit dem Stethoskop ab …

Beate … ach ja, dieses winzige Brusttelefon, das immer so kalt ist.

Lufti … und wenn der Arzt einen Verdacht hat, was mit eurer Lunge los ist, muss er verschiedene Tricks anwenden. Er versucht damit zu beweisen, ob er mit seinem Verdacht Recht hat oder nicht.

Ben Das ist auch richtig so. Das wäre ja noch schöner, wenn einer ins Gefängnis wandert und keine Beweise vorliegen.

Beate **Mit welchen Tricks arbeitet denn Kommissar Spürnase?**

Lufti Es gibt Allergie- und Hauttests …

Ben Aha, mir sind da mal Pollen in den Arm geritzt worden. Das hat ein bisschen weh getan. Da sind ganz viele Quaddeln gekommen. Die Quaddeln jucken, als ob man Brennnesseln angefasst hat.

Lufti … Röntgenaufnahmen werden auch gemacht. Da wird ein Foto von der Lunge geschossen. Kommissar Spürnase kann sich das Foto dann angucken. Es sieht so ähnlich aus, wie unser Zaubermann (s. S. 14)

Beate Gibt es noch mehrere Tricks?

Lufti Ja, mehrere. Blutabnehmen ist manchmal wichtig, auch wenn es kurz piekt.

Beate Ich war schon einmal in so einem riesigen Glaskasten. Der sieht so ähnlich aus wie eine Telefonzelle. Da musste ich auf ein Gummirohr beißen und rein- und rauspusten. Das ging ganz einfach.

Ben … das ist die Schnüffel-Kiste. Mit Technik kenne ich mich gut aus. Da kann man ganz genau messen, wie gut es der Lunge geht. Stimmt das, Lufti?

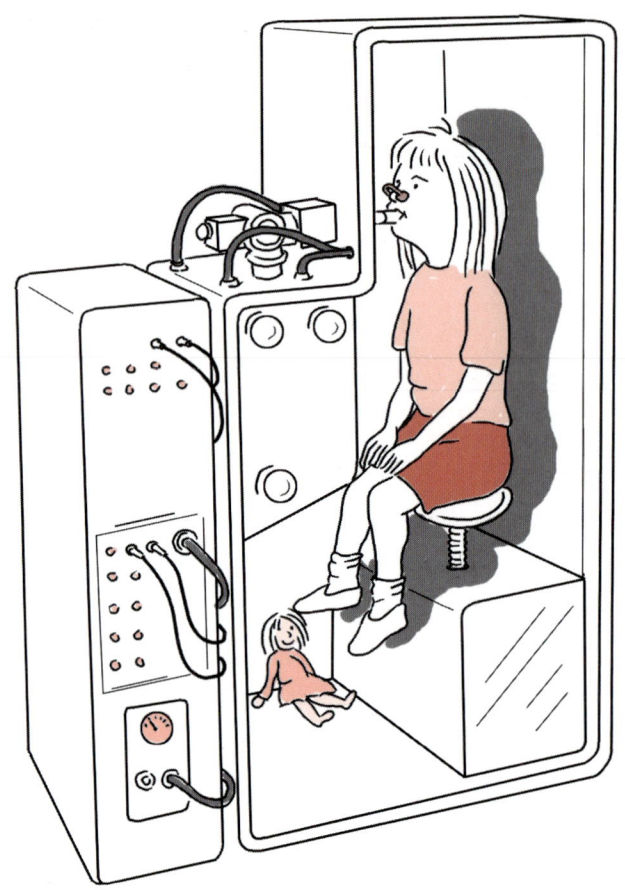

Lufti   Genau, der Arzt kann mit einer Lungenfunktionsüberprüfung noch viel besser erkennen, wie es der Lunge geht, als durch das Abhören.

Beate   Ich musste auch mal so was Komisches einatmen.

Lufti   Aha, wenn Kommissar Spürnase den Verdacht hat, dass in deinen Bronchien »**Die Drei Dicken**« zuschlagen, dann lässt er dich ganz vorsichtig einen Reizstoff einatmen. Das ist wieder ein Trick, um zu gucken, wie deine Lunge reagiert.

Beate   Machen »**Die Drei Dicken**« denn immer sofort Luftnot?

Lufti   Manchmal kann es auch einige Stunden dauern, bis die Lunge reagiert.

Beate   Das hatte ich auch schon einmal. Neulich war ich im Heu bei meinem Onkel. Eigentlich darf ich da nicht hin. Als ich dort gespielt habe, habe ich noch nichts gemerkt. Erst abends haben »**Die Drei Dicken**« zugeschlagen. Ich konnte überhaupt nicht einschlafen.

Ben   Meine Mutti sagt, ich bin gegen Staub allergisch. **Was ist das eigentlich, allergisch?**

Lufti   Es gibt Dinge, die du einfach nicht ertragen kannst …

Ben   Klar, meine kleine Schwester …

Lufti   … quatsch, die deine Lunge oder deine Haut nicht haben können. Auf diese Dinge reagieren sie schon bei winzigen Mengen total überempfindlich.

Ben   Sollte auch nur ein Witz sein.

Lufti   Manche Kinder haben auch bei Ärger, Streit, Wut oder Angst etwas Luftnot.

Beate   Kenn' ich, wenn ich mich mit meinen Eltern streite oder es in der Schule so doof war.

Ben   **Wie kann man denn die Auslöser bekämpfen und besiegen?**

Lufti   Erst einmal musst du, deine Eltern und der Arzt herausfinden, welche Auslöser für dich gelten. Überlisten kannst du die Auslöser, indem du sie **vermeidest**.

Beate   Ach so, die Verteidigung sieht so aus, dass ich denen einfach aus dem Weg gehe.

Lufti   Genau, immer dann, wenn es möglich ist, schlägst du einen großen Bogen um deine Auslöser.

Beate   Das ist ja höchst clever: Ich vermeide dann die Luftnot, bevor ich sie überhaupt bekomme.

Lufti   Klar. Du hast toll aufgepasst. Ihr könnt mal eine Liste machen, wie ihr eure Auslöser meiden könnt.

MERKBOX

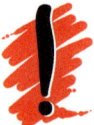 Auslöser (einer alleine oder mehrere zusammen) bewirken Luftnot. Manche Auslöser wirken sofort. Manchmal dauert es Stunden, bis der Körper reagiert. Jedes Kind hat andere Auslöser. Bei manchen Kindern sind es Hausstaubmilben, Pollen oder Erkältungen. Bei anderen sind es Tierhaare, kaltes Wetter usw. Schau dir die Auslöserliste auf Seite 28 an. Welches sind die Auslöser bei dir?

Der Arzt versucht, mit dir und deinen Eltern deine Auslöser herauszufinden. Dies macht er in einem Gespräch und durch körperliche Untersuchungen. Zu den Untersuchungen gehören Hauttests, Blutuntersuchungen, Lungenfunktionsüberprüfungen und selten Röntgenaufnahmen. Manchmal wird auch ein Allergietest durch Einatmen von Pollen oder Milbenstaub gemacht.

Wenn du deine Auslöser kennst, musst du versuchen, sie möglichst zu vermeiden.

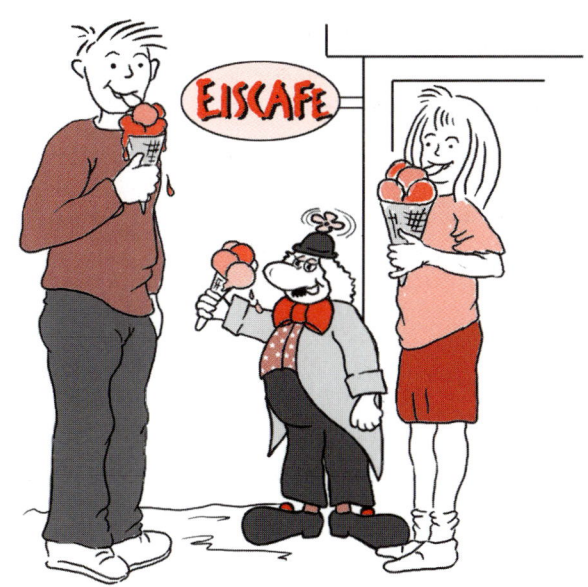

Welche Körperwarnsignale kannst du verspüren?

Beate   Mmh, das schmeckt ja super. Erdbeereis mit Sahne, da könnte ich drin baden.

Ben   Ich habe zu Hause schon mal eine ganze Packung Eis allein verdrückt. Zuletzt habe ich gehustet!

Lufti   Und was hat dein Bauch dazu gesagt?

Ben   Der hat »Alarm« gefunkt. Es hat ganz schön weh getan. Nachts musste ich mich übergeben.

Beate   Wird beim Asthma eigentlich auch Alarm gefunkt? So als Vorwarnung, wie eine Hupe beim Auto, wenn es brenzlig wird?

Ben   Hi, hi, meinst du, das Asthma gibt Funkzeichen: »Hup, hup, hallo, liebe Beate, ich komme gleich?«

Lufti   Doch, so ähnlich läuft das schon. Euer Körper sendet **Warnsignale** aus. Die zeigen an, dass es der Lunge schlechter geht, dass ihr Luftnot habt oder sogar bald einen Anfall bekommt.

Beate   *(Ungläubig)* Tatsächlich? Dann wird man schon vorher gewarnt. Was sind denn das für Signale?

Lufti   Na, ihr beiden habt doch Asthma. Wie meldet sich der Körper denn bei euch?

Beate   Ich weiß nicht. Bei mir ist das mit einmal da. *(Überlegt)* Ich muss dann immer Husten. Es kribbelt dann auch immer so im Hals und in der Brust. Meistens bin ich dann auch schlapp und leg' mich auf mein Bett.

Lufti   Habt ihr denn auch manchmal Musik in euren Lungen?

Beate   Ich hab doch keinen Walkman verschluckt!

Lufti   Ich meine, dass es so piept, pfeift und brummt.

Ben   *(Grinst)* Meine Mutti hört es manchmal sogar im Nebenzimmer.

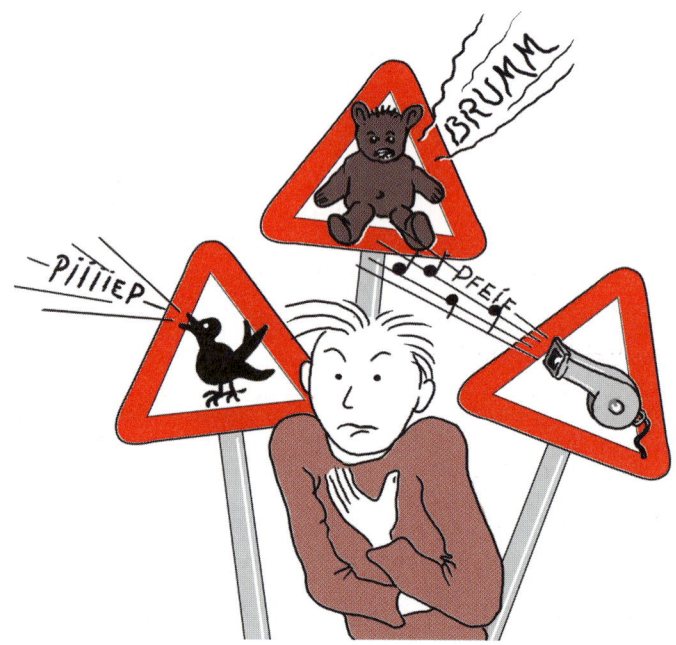

Beate   Ach so, der Körper funkt Signale, wie es ihm geht. Klar, wenn ich mich freue, kann ich lachen, auch mein Körper strahlt Fröhlichkeit aus, … oder wenn ich sauer bin, verziehen Ärger und Wut mein Gesicht. Und wenn ich müde bin, dann gähne ich.

Lufti   Und was für Warnsignale funkt dein Körper beim Asthma?

Beate   Ich bekomme dann schlechter Luft und versuche, schneller zu atmen. Dann wird es aber noch schlimmer. Manchmal wird mir

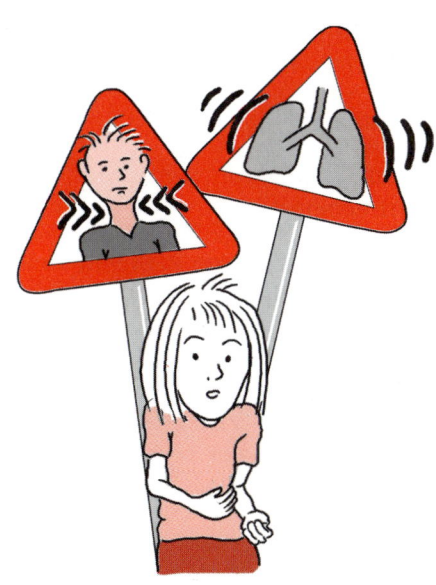

auch kurz übel und mein Hals tut weh. Mein Vati sagt, dass er es sofort merkt, wenn ich schlecht Luft bekomme. Ich ziehe die Schultern so komisch hoch, aber richtig pfeifen oder brummen tut es bei mir nicht. Ich merke aber, dass ich nicht mehr so tief atmen kann, und es fühlt sich an, als ob auf meiner Brust ein schwerer Stein liegt.

Lufti   Ja, das kenn' ich auch. Mir tränen dann die Augen und ich schwitze. Da ist so ein blödes Engegefühl und ich bekomme dann ganz schön Angst.

Beate   Angst habe ich dann auch. Ich denke dann manchmal, dass ich überhaupt keine Luft mehr holen kann.

Ben   **Was soll ich denn machen, wenn ich meine Warnsignale merke?**

Beate   Na, weitertoben und Fußball spielen ja wohl nicht.

Ben   Scherzkeks.

Lufti   Was macht ihr denn, wenn eure Signale euch warnen?

Beate   Bei einer Warnung? Na, da pass' ich besonders gut auf und schone mich. Ich versuche zu verhindern, dass »**Die Drei Dicken**« weiter zuschlagen.

Ben   Wie das denn?

Beate Ich lege mich auf mein Bett und ruhe mich aus. Dann ist es auch wohl wichtig, alle Medikamente richtig zu nehmen, oder?

Lufti … Ich denke schon.

Beate Mir hilft es dann auch, wenn meine Mutti oder mein Vati mich trösten oder streicheln.

Ben Und beim Fußball? Da habe ich kein Bett stehen. Meine Freunde würden ganz schön blöd gucken und lachen, wenn ich mich mitten im Spiel auf den Fußballplatz legen würde.

Beate Na, die Torwartstellung wird wohl drin sein und dabei einfach ein bisschen ausruhen. Vielleicht verschwinden »**Die Drei Dicken**« dann wieder. Besser rechtzeitig 'ne Pause, als immer weitermachen, bis es immer schlimmer wird oder zu einem Anfall kommt.

Ben Da hast du schon recht.

Beate Neulich bei meiner Theatergruppe habe ich mitten im Spiel doll gehustet, und das hat so merkwürdig gebrummt. Da habe ich den anderen gesagt, dass ich Asthma habe und eine kurze Pause machen muss. Die haben das verstanden. Und wenn sie über mich gelacht hätten, wären sie auch keine richtigen Freunde. Gute Freunde lassen sich erklären, was Asthma ist und was beim Asthma passiert.

Ben Das könnte ich ja beim Fußball auch so sagen.

Beate Genau. Du sagst: »Ich habe Asthma, da kriege ich manchmal nicht so gut Luft und brauche eine Pause.«

Lufti In der Pause oder auf dem Bett zu Hause könnt ihr dann auch die Hängebauchlage und die Lippenbremse machen und ein Dosierspray nehmen, wenn Hängebauchlage und Lippenbremse nicht ausreichend helfen. Was das ist und wie das geht, erzähle ich euch später einmal. Erst will ich mein Eis wieder genießen.

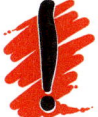 Warnsignale sind Zeichen, die dein Körper aussendet, wenn vielleicht ein Asthmaanfall kommt. Körpersignale können dabei sein: Husten, schwieriges Atmen, Pfeifen, Piepen, Brummen, schnellere Atmung, Übelkeit, Schmerzen und Kribbeln in der Brust, Engegefühl in der Brust, Schmerzen im Hals, hochgezogene Schultern, Müdigkeit, Schlafen im Sitzen, Schwitzen, Augentränen.

Asthma ist also nicht nur spürbar, wenn du einen Anfall hast, sondern tagtäglich, bei den verschiedensten Aktivitäten. Was sind deine Signale? Schreibe sie auf! Was kannst du tun, wenn du deine Warnsignale spürst?

In jedem Fall ist es besser, rechtzeitig eine Pause zu machen, da sonst die Luftnot immer schlimmer werden kann. Hier solltest du dich nicht schämen, dies auch vor deinen Freunden einzugestehen. Gute Freunde haben Verständnis und nehmen Rücksicht. Freunde, die dich auslachen, wissen meist gar nicht, was Asthma überhaupt ist.

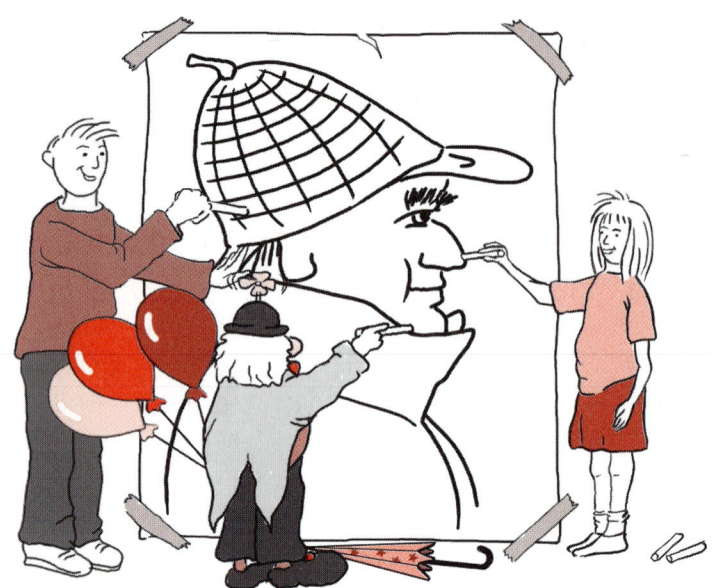

Wie wirst du ein guter Lungendetektiv?

Ben   Gestern nachmittag habe ich einen tollen Film im Fernsehen gesehen. Der Kommissar war echt Spitze, der hatte sogar ein fliegendes Auto.

Beate   Oh, super, ich finde Kommissarfilme spannend. Hat dein Arzt auch als Spürnasen-Kommissar mitgespielt?

Ben   Quatsch mit Soße, da gab es nur richtige Kommissare, mit Schießen und Karate.

Lufti   Aha, Schießen und Karate findest du wichtig für Kommissare. Das sehe ich aber anders. Die Kommissare, die ich kenne, sind eher Super-Spürnasen. Sie können alles genau beobachten und aufspüren. Sie passen genau auf und kombinieren scharf. Übrigens, wollt ihr auch Detektiv werden? So richtige »**Asthma-Lungendetektive**«?

Ben   Lungendetektiv? Was soll das denn heißen? Soll ich auf meine eigene Lunge schießen, ich bin doch nicht blöd.

Lufti   Nee, nee. Ein Asthma-Lungendetektiv ist gewitzt und clever. Er kann genau feststellen, was in der Lunge los ist, wie es ihr geht. Ein Lungendetektiv kann auftretende Gefahren in der Lunge sofort erkennen. Er merkt ganz früh, wenn »**Die Drei Dicken**« anfangen, Mist zu machen. Er weiß auch, wie er handeln muss. So etwas kann nicht jeder!

Beate Ich begreife noch nicht, wie das laufen soll.

Ben Ich würde ja gern auch ein Detektiv werden, aber wie geht das?

Lufti Ihr müsst nur lernen, in euren Körper hineinzuhorchen. Stellt euch ganz einfach hin und legt eure beiden Hände auf Eure Lungenflügel. Bei dünnen T-Shirts legt ihr die Hände darauf, sonst schiebt ihr sie darunter und legt sie auf die nackte Haut. So könnt ihr euch am besten spüren. Jetzt atmet tief ein und aus, ein und aus …

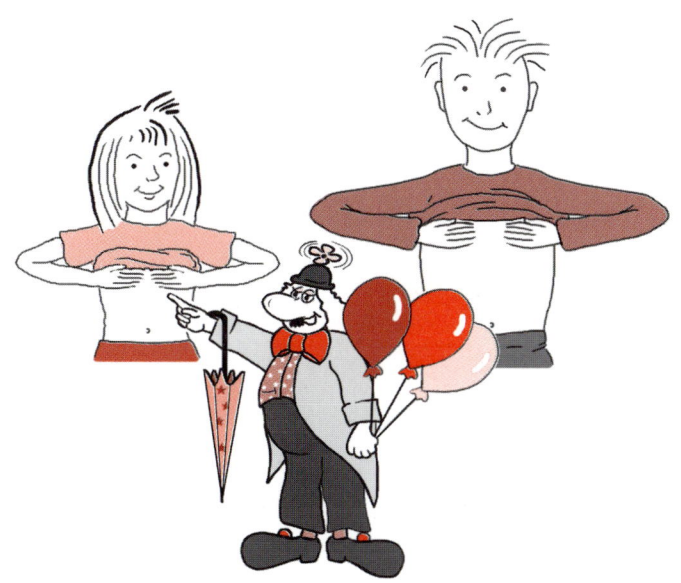

Ben und Beate Oh, die Hände gehen ja richtig rauf und runter.

Lufti Das ist ein gutes Zeichen. Es bedeutet, dass die Luft gut in den Brustkorb wandert, in die Lunge ein- und ausströmt. Ist es auf beiden Seiten gleich oder merkt ihr einen Unterschied? Was spürt ihr? Hört ihr etwas? Piepst es oder brummt es? Horcht in euch hinein!

Beate *(Nach einer Weile)* Bei mir piepst es ein wenig. Unterschiede von den Seiten merke ich nicht.

Ben Ich höre bei mir nichts.

Lufti   Spürt ihr denn unter den Händen ein Kitzeln oder Rasseln?

Ben   Bei mir kitzelt es ein wenig unter den Händen. Was ist das?

Lufti   Das ist der Schleim, der in den Röhrchen klebt. Atmet noch mal mit offenem Mund.

Ben   *(Räuspert sich etwas)* Bei mir kitzelt das jetzt auch so.

Lufti   Genau. Ihr als Detektive müsst auch erspüren, ob ihr hustet oder euch räuspern müsst.

Lasst mich mal mit dem Brust-Telefon hören, wie es euren Lungen geht.

Beate   Jetzt spielst du wohl Kommissar Spürnase?

Lufti   Wie atmet ihr denn, ihr Lungendetektive?

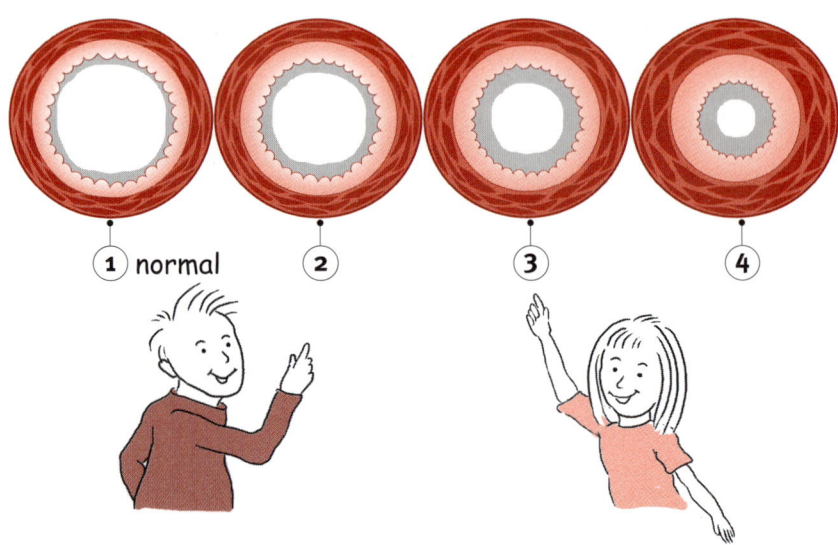

① normal   ②   ③   ④

Ben   Ich bin etwas verschleimt und muss husten.

Lufti   Und wie sieht es in deiner Lunge jetzt aus? Denk einmal an die Scheiben mit den »**Drei Dicken**«.

Ben   Ich glaube, wie auf der 2. Scheibe.

Lufti   *(Zu Beate)* Und bei dir?

Beate   Oh, bei mir piepst es ganz schön doll. Das kommt wohl vom vielen Rad fahren. Ich habe heute auch noch nicht inhaliert. Mir geht es wie auf der 3. Scheibe.

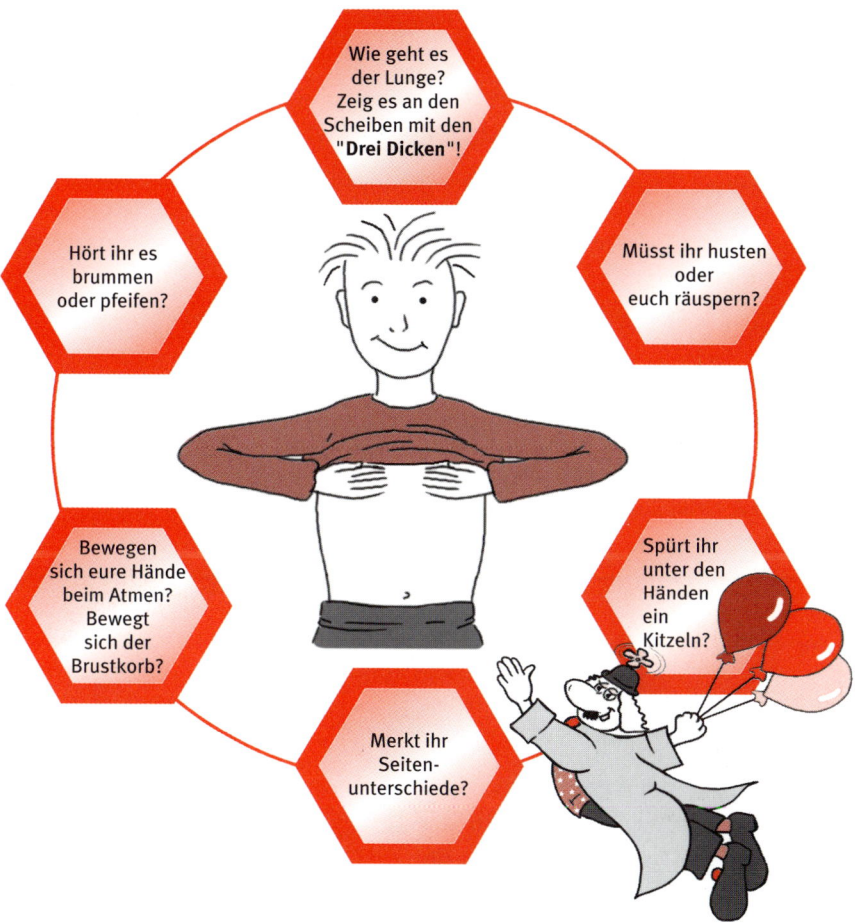

Ben   Du Lufti, du bist ja ein richtiger Detektivausbilder.

Lufti   Ist doch ein Kinderspiel. Wenn du das 4- bis 5-mal geübt hast, kapierst du das automatisch.

Lufti   Jeder kann so selbstständig und ohne Hilfe feststellen, wie es der Lunge geht. **Gefahr erkannt, Gefahr gebannt!**

Beate   Und ich weiß dann, wann ich aufpassen muss.

Das Peak-flow-Messgerät

Lufti   Soll ich euch noch verraten, wie aus einem einfachen Lungendetektiv ein »**Meister-Lungendetektiv**« wird?

Ben und Beate   Au ja. Das ist ja die Krönung.

Lufti   Hier, mit diesem Gerät kann man auch überprüfen, wie es der Lunge geht.

Ben   Was ist denn das für ein Ding?

Lufti   Das ist ein Piek-flo-Meter (englisch richtig: Peak-flow = Spitzenfluss). Aber das tragt ihr ja nicht ständig mit euch herum.

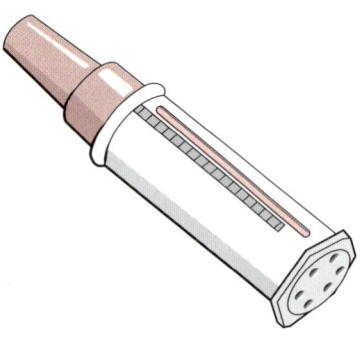

Ben   Oh, da sind ja ganz viele Striche und Zahlen.

Lufti   Da kannst du ablesen, wie viel du gepustet hast.

Beate   Zeig' mal, wie geht das?

Lufti   Willst du es mal ausprobieren?

Es geht ganz leicht. Du musst dich hinstellen und den Zeiger am Gerät auf 0 stellen. Bei manchen Geräten musst du aufpassen, dass du den Zeiger nicht festhältst.

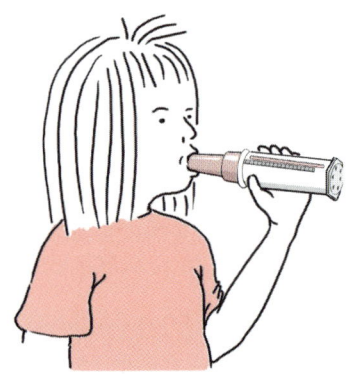

Jetzt sollst du so tief wie möglich einatmen. Nimm jetzt das Mundstück in den Mund und umschließe es gut mit deinen Lippen. Es soll ja kein Luftzipfelchen danebengehen.

Ben   Und jetzt so doll es geht pusten?

Lufti   Ja, so kräftig und so schnell wie möglich in das Gerät pusten. So doll, als wenn du alle Kerzen auf deiner Geburtstagstorte auf einmal auspusten willst.

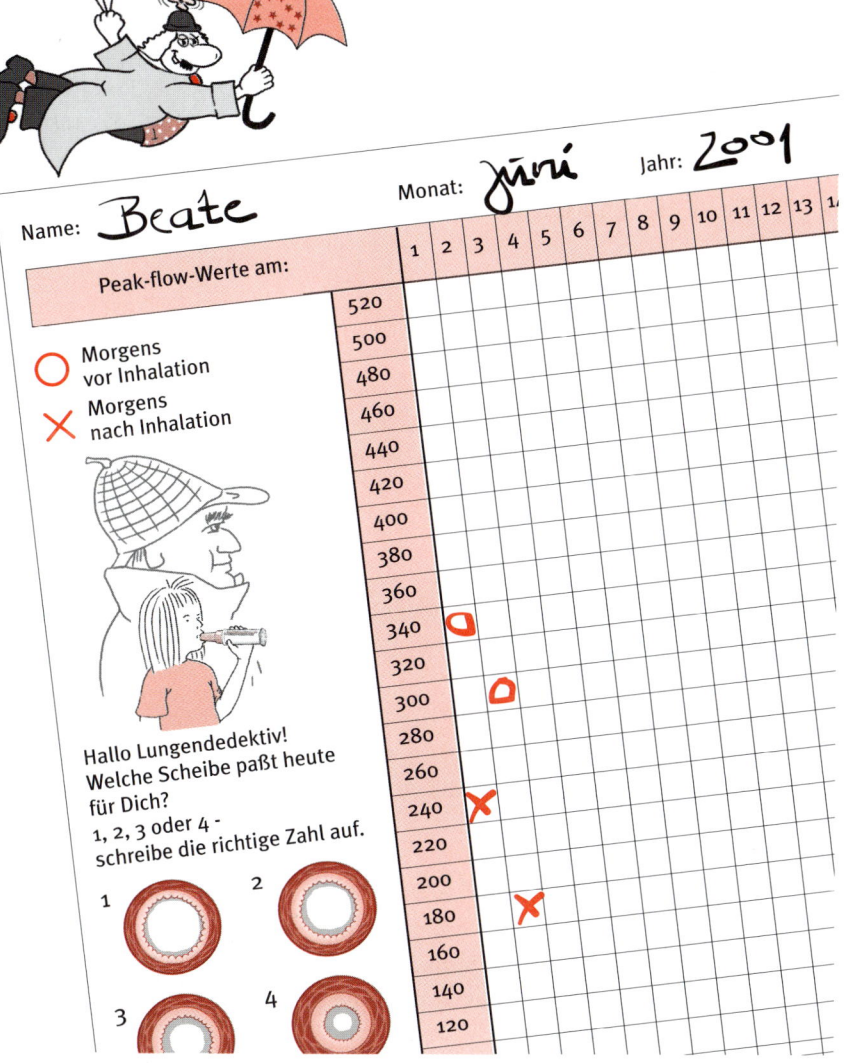

Beate *(Pustet kräftig und schnell)* Das geht ja leicht. Auf 130 steht der Zeiger. Ist das gut?

Lufti Erinnere dich mal an eben, an den Lungendetektiv und die Scheiben.

Beate Oh, bei mir war Scheibe 3 die richtige. Na, dann ist 130 bei mir wohl nicht so gut.

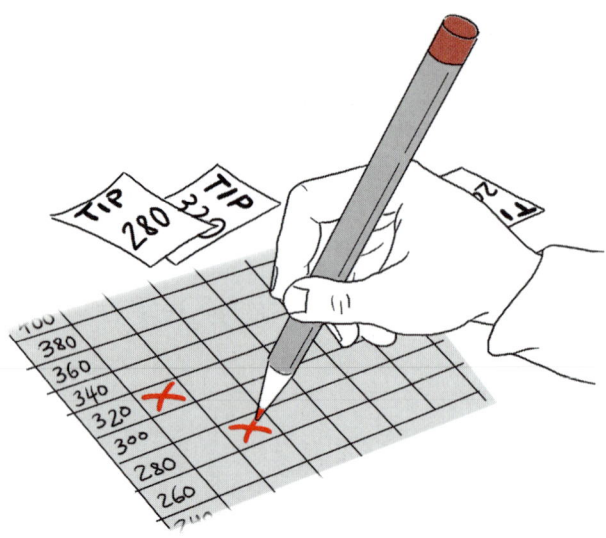

Lufti   Du musst auf **diesem Gerät** ausprobieren, was **dein** guter Wert ist. Am besten pustest du morgens **vor** und **nach** dem Inhalieren. Dann wirst du nach ein paar Tagen herausgefunden haben, welcher Wert für dich gut und welcher nicht so gut ist.

Ben   Hat denn jeder seinen eigenen Puste-Wert?

Lufti   Ja. Jeder muss seine eigenen Werte auf seinem eigenen Gerät herausfinden.

Man sollte nie mehr als dreimal hintereinander in das Gerät pusten. Sonst werden »Die Drei Dicken« zu stark geärgert. Wenn ihr öfter hintereinander pustet, werden die Zahlen immer kleiner.

Beate   Dann können wir ja jetzt einen tollen Wettkampf machen, wer schafft mehr?

Ben   Hast du nicht gehört? Unser Asthma, unsere Lungen sind verschieden. Die Zahlen können wir gar nicht vergleichen.

Lufti   Genau. Auch die einzelnen Peak-flow-Geräte sind verschieden. Daher sollt ihr immer den Wert auf **eurem** eigenen Gerät feststellen, und nur der zählt.

Beate   Ach so, auf verschiedenen Geräten puste ich auch verschiedene Werte.

Lufti   Beim Pusten könnt ihr auch Lotto spielen: **Vor dem Pusten** gebt ihr einen Tipp ab, was ihr gleich pusten werdet. Wenn der Tipp stimmt, habt ihr gut in euch hineingehorcht.

Ben   Ach so, vor dem Pusten immer wie beim Lotto tippen. Bestens! Also erst Lungendetektiv machen, so mit der Hand, wie vorhin, dann kombinieren –, wie viel puste ich? –, den Tipp abgeben und dann pusten.

Lufti   Genau. Die Zahlen, die ihr pustet, könnt ihr dann in ein Peak-flow-Protokoll eintragen.

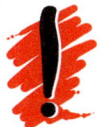

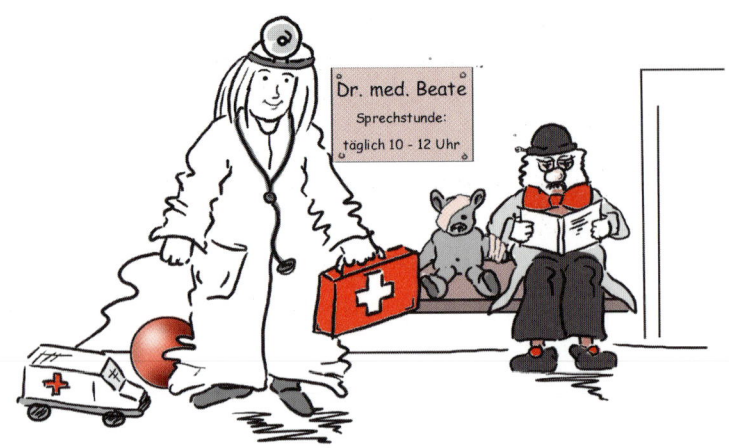

Wie kannst du Asthmaanfällen vorbeugen oder sie vermeiden?

Ben   Kann ich mich denn als guter Lungendetektiv auch selbst behandeln?

Beate   Du hast doch gar keine Ahnung, welche Medikamente du nehmen musst!

Ben   Hab ich doch, ich muss z. B. inhalieren, mit – mit, na wie heißt das denn noch?

Lufti   Vielleicht Ampullen oder so?

Ben   Nein, ich nehme einen Pulverinhalator.

Lufti   Wollt ihr denn noch mehr wissen über die Medikamente und das Inhaliergerät, und wie ihr euch sonst noch helfen könnt?

Beate   Na klar, aber mach es nur nicht langweilig, sonst schlafen wir gleich ein. Ich bin ohnehin schon müde.

Lufti   Okay, ich will's versuchen. Ihr habt doch eben einiges über die Auslöser gehört, oder?

Beate   **Ja, zum Beispiel die Pollen und die Milben ärgern »Die Drei Dicken«, und dann habe ich Luftnot. Und wie beim Fahrrad fahren muss ich oft husten und pfeifen, wie vorhin.**

Ben   Genau, und ich muss husten, wenn Vati rauchend in mein Zimmer kommt!

Lufti Siehst du, Ben, wenn du zu deinem Vati sagst: »Rauche nicht, wenn ich dabei bin oder ich werfe dich aus meinem Zimmer raus«, dann hast du dein Asthma behandelt. Die Ärzte nennen das Vorbeugung.

Ben *(Entrüstet)* Aber ich will mich nicht verbeugen, schon gar nicht vor meinem Vati!

Lufti und Beate *(Lachen)* Nicht verbeugen, sondern **vorbeugen**. Du kannst dir ein Schild an dein Zimmer hängen, auf dem zum Beispiel steht:

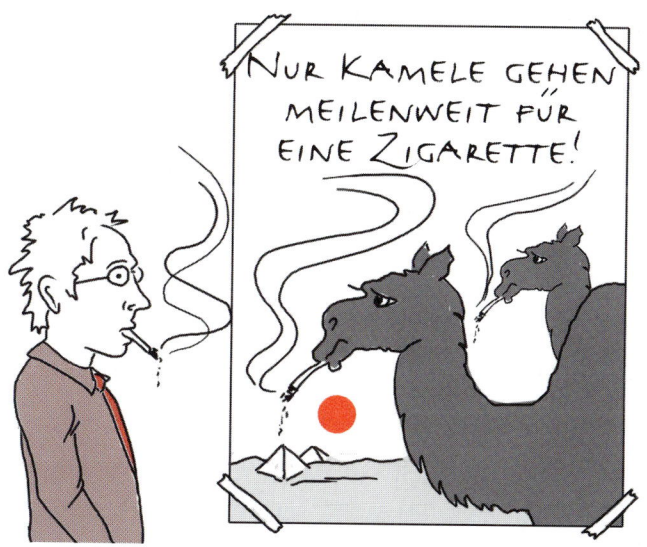

Denn Rauchen in der gesamten Wohnung ist schädlich für dein Asthma, das müssen auch die Erwachsenen wissen. Und du kannst sie nach draußen auf den Balkon oder die Terrasse schicken!

Beate *(Ganz selbstbewusst)* Und ich kann die Pollen vermeiden, wenn ich im Sommer meine Fenster schließe.

Ben *(Lacht jetzt)* Du Trottel, aber du musst doch zur Schule oder willst ins Freibad, Schwimmen gehen. Da fliegen doch überall Pollen herum.

Lufti Schon richtig Ben, aber zum Beispiel nachts und am frühen Morgen fliegen besonders viele Pollen, und dann liegen wir alle im Bett. Wenn Beate dann die Fenster geschlossen hat, bekommt ihr das gut. Sie hat dann einem Asthmaanfall vorgebeugt.

Beate Mein Cousin Peter hat erzählt, er wäscht sich im Frühjahr und Sommer immer abends die Haare. Damit fließen die Pollen aus den Haaren heraus und er kann besser schlafen.

Lufti Ein richtiger Pfiffikus, der Peter. Der ist auf Zack!

Ben Ich habe auch einen Vetter, der heißt Tobias. Vor kurzem hat er ein ganz neues Allergiebett bekommen. Was ist denn das überhaupt, ein Allergiebett?

Lufti Wenn dein Arzt, der Kommissar Spürnase, festgestellt hat, dass du auf die Hausstaubmilben auf der Haut mit einer juckenden Quaddel reagiert hast, macht ein Allergiebett schon Sinn. Im Allergiebett sind die Kopfkissen und Oberbetten aus Synthetik und zusätzlich nimmt man eine spezielle Hülle für die Matratze.

Ben *(Strahlt)* Jetzt weiß ich, warum das sinnvoll ist. Die Milben können in dem synthetischen Zeug nicht so schnell wachsen und Milbenkinder bekommen.

Beate Und Mutti kann das Bettzeug prima waschen, so dass die Milben dann kaputtgehen.

Lufti *(Klatscht begeistert)* Toll, ihr werdet die besten Asthma-Experten, die ich kenne.

Ben Was soll ich denn mit meinen Kuscheltieren machen?

Beate Auch in die Waschmaschine donnern! Aber …, der Teppichboden?

Ben Am besten wir kaufen uns einen neuen!

Lufti Oder viel besser, ihr nehmt Linoleum oder Kork oder Holzboden. Da können die Milben wenig mit anfangen, und sie können auch mit einem feuchten Tuch weggewischt werden. Also bauen wir euer Kinderzimmer um. Was soll raus?

Beate Zuerst die ollen Matratzen unter meinem Klettergerüst. Da müssen welche aus Schaumstoff hin.

Ben Ich glaube, meine Kakteen auf dem Fensterbrett müssen auch dran glauben.

Beate Du spinnst, da sind doch keine Milben drin.

Ben Stimmt, aber Schimmelpilze. Die machen auch Allergien!

Beate   Na, und dann der Teppichboden, die alte Decke und die Vorhänge.

Ben   Au toll, dann bekomme ich endlich ein Schnapp-Rollo.

Beate   *(Sieht traurig aus)* Und was soll ich dann mit meinem »Purzel« machen?

Ben   Mit deinem Dackel? Mach ihm doch ein kuscheliges Eckchen bei euch im Keller. Ich habe erst geweint vor Wut, als Mutti unsere Katze ins Gartenhaus brachte, aber die fühlt sich jetzt dort richtig wohl.

Beate   Aber ich verstehe gar nicht, warum die Tiere aus der Wohnung müssen.

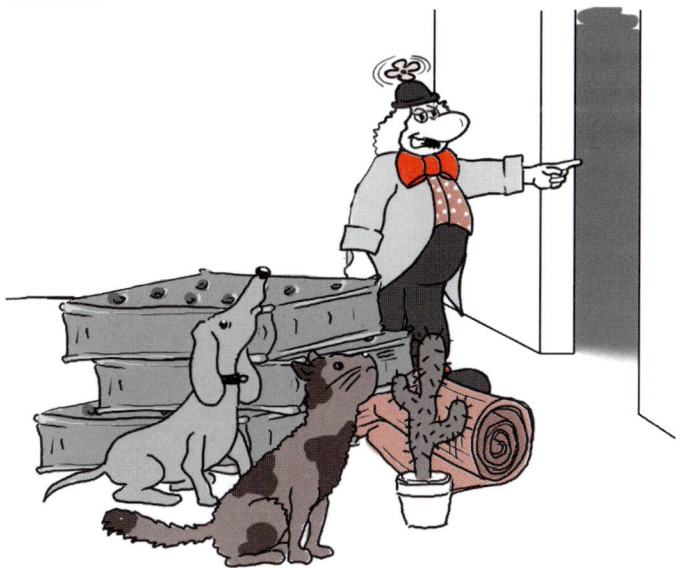

Ben   Mein Cousin Tobias hat kaum noch Asthma, seitdem die Katze nicht mehr in die Wohnung kommen darf.

Lufti   Genau, die Tierhaare können auch Allergien machen. Auch wenn du, Beate, noch nicht allergisch auf deinen »Purzel« reagierst, sollte er am besten nicht mehr in der Wohnung sein, ganz sicher aber nicht mehr in deinem Kinderzimmer

Beate   *(Fängt fast an zu weinen)* Aber warum denn, ich versteh das immer noch nicht?

Lufti   Dein Dackel verliert doch auch viele Haare und davon können die Milben gut leben. Deshalb gibt es bei euch zu Hause bestimmt massig viele Milben. Da kann sich deine Mutti noch so sehr mit dem Saubermachen anstrengen.

Beate   Blödes Asthma, damit darf ich fast nichts mehr machen.

Ben   Das kapier' ich nicht, du kannst doch Rad fahren, in die Ferien fahren und die Klassenfahrt mitmachen. Also ganz schön viel, viel mehr als du nicht darfst!

Lufti   Du hast völlig Recht, Ben! Beim Asthma ist es wie mit einem Fass: Wenn viele Auslöser zusammen kommen, d.h. viel Regen in das Fass tropft, läuft es über und ihr habt Asthma: »**Die drei Dicken**« schlagen zu. Vermeidet ihr die Auslöser und treibt viel Sport, dann beugt ihr vor, sodass das Fass nicht überläuft. Aber natürlich ist das wichtigste, sein Asthma mit Medikamenten zu behandeln, darüber sprechen wir im nächsten Kapitel!

MERKBOX

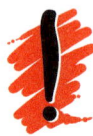 Du sollst darauf achten, dass niemand in der Wohnung und im Auto raucht. Besonders nicht dann, wenn du dabei bist.

Bei Pollenasthma und Heuschnupfen kannst du abends die Haare waschen und nachts die Fenster schließen.

Bei einer Milbenallergie soll dein Bettzeug aus einem Material sein, das man bei 60° waschen kann, und die Matratze sollte mit einer speziellen Synthetikhülle versehen sein, sodass keine Milben durchkommen. Deine Kuscheltiere sollen regelmäßig gewaschen werden. Am besten ist auch ein Fußboden in deinem Kinderzimmer, der feucht gewischt werden kann. Ausführlicher kannst du dies alles im Elternteil unter dem Stichwort »Hausstaubsanierung« (s. S. 117) nachlesen.

Auch wenn es dir schwer fällt, sollten die Haustiere am besten aus dem Wohnbereich, auf jeden Fall aber aus dem Kinderzimmer entfernt werden.

Wenn ihr mehr über das Fassmodell beim Asthma wissen wollt, schaut im Elternteil auf Seite 103 nach.

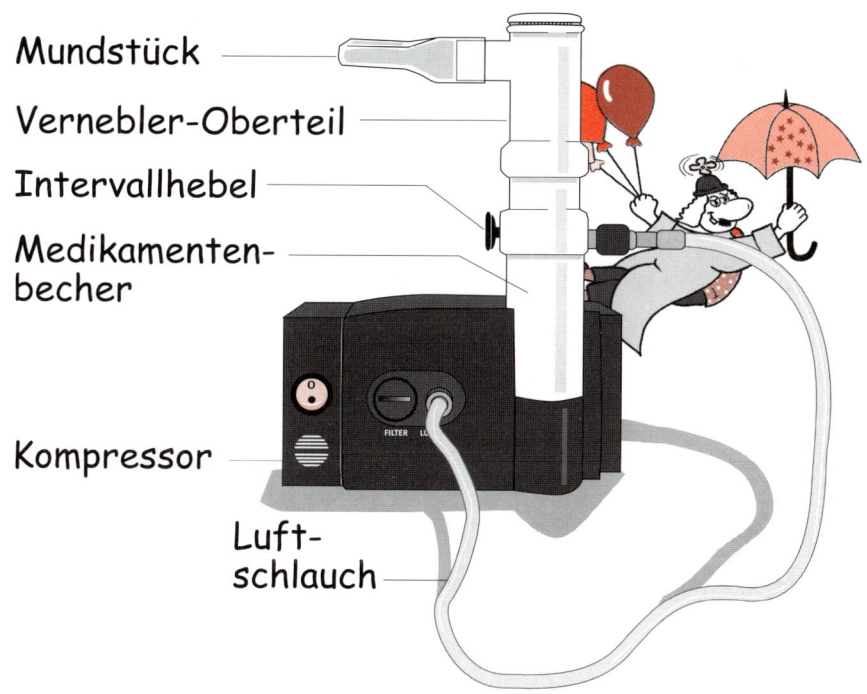

Mundstück

Vernebler-Oberteil

Intervallhebel

Medikamenten-
becher

Kompressor

Luft-
schlauch

Welche Geräte helfen beim Inhalieren?

Das Inhaliergerät

Ben　Warum müssen Kinder, die Asthma haben, überhaupt inhalieren? Medikamente schlucken ginge doch viel schneller.

Lufti　Wisst ihr, dass man statt inhalieren auch einatmen sagen kann? Und wenn ihr Medikamente einatmet, …

Ben　… dann kommen die richtig gut über die Bronchienröhren in der Lunge an.

Lufti　Ist doch logo, oder?

Beate　Ben, weißt du denn überhaupt, wie das Inhaliergerät funktioniert?

Ben　Na, klar. Also, die flüssigen Medikamente kommen in den Becher. Dann verschließt du das Verneblerteil und drückst auf den Schalter und schon kommt der Nebel raus.

Beate Mensch, das weiß ich doch auch. Aber wie entsteht der Nebel?

Lufti Das elektrische Gerät drückt die Luft zusammen. Diese gelangt durch den Schlauch und die Düse in den Becher. Dort entsteht der Nebel aus feinsten Medikamententeilchen.

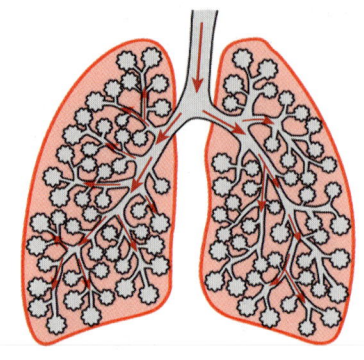

Ben Und die sind so fein, dass sie in unsere Lunge gelangen.

Lufti Genau, und zwar bis in die feinsten kleinsten **Bronchien-Röhrchen** hinein. Wenn man mit dem Mundstück inhaliert, gelangt der Nebel viel tiefer. Mit der Maske inhalieren kleine Kinder und diejenigen, die eine verstopfte Nase haben.

Beate Los komm, wir bauen jetzt einmal das Verneblerteil auseinander.

Ben Das geht total puppig. Aber ich habe ja schon viel geübt. Meistens mache ich das nach dem Inhalieren und wasche die Einzelteile unter dem Wasserhahn aus.

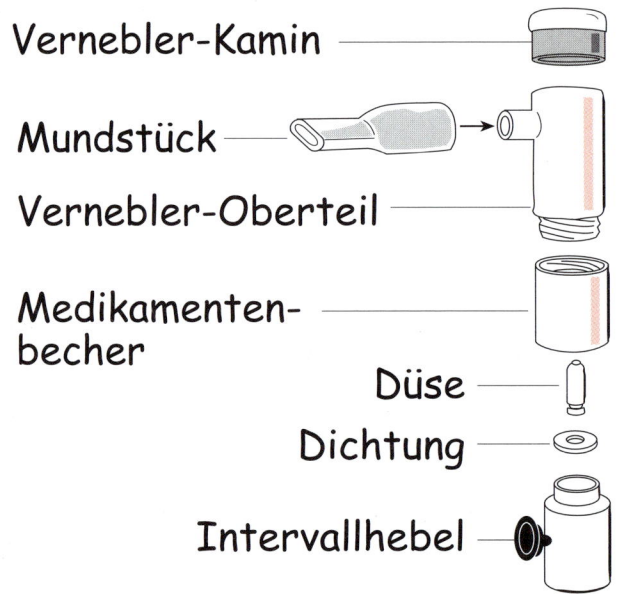

Vernebler-Kamin

Mundstück

Vernebler-Oberteil

Medikamenten-becher

Düse

Dichtung

Intervallhebel

Beate Muss das denn sein? Und etwa auch noch abtrocknen? Jedesmal nach dem Inhalieren? So 'n Mist!

Lufti Das ist schon nötig, sonst vermehren sich die Bakterien. Ihr wascht die Teile in möglichst heißem Wasser aus und trocknet sie gründlich ab. Mehr müsst ihr aber auch nicht tun!

Ben Und wie lange sollen wir inhalieren?

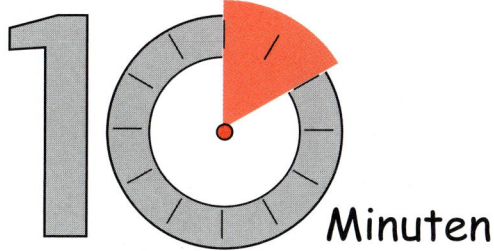

Lufti 10 Minuten reichen. Wenn dann noch ein Rest mit Medikamenten im Becher ist, könnt ihr ihn wegschütten!

Beate Ich inhaliere am liebsten am Tisch in aller Ruhe und lese dabei ein Buch.

Lufti Ich guck auch mal dabei Fernsehen!

Ben Au ja, dann geht das blöde Inhalieren viel schneller vorbei.

Lufti Der feine Medikamentennebel gelangt so ganz tief in eure Bronchien hinein und löst da den Schleim. Wisst ihr, wann ihr besonders viel Schleim habt?

Beate Klar, bei Erkältungen! Dann inhalieren auch Leute, die kein Asthma haben mit dem Inhaliergerät.

Der Spacer

Lufti Ihr kennt doch sicher so eine Inhalierhilfe; die nennt man auch Spacer. (*Lufti hält einen Spacer hoch*)

Beate Na logo, den brauchen wird für manche Sprays zum Inhalieren.

Lufti Und wie macht ihr das dann?

Ben Ich schüttel' das Spray, stecke es in die Öffnung, sodass es nach oben zeigt. Jetzt sprühe ich einmal in diesen Spacer hinein und dann …

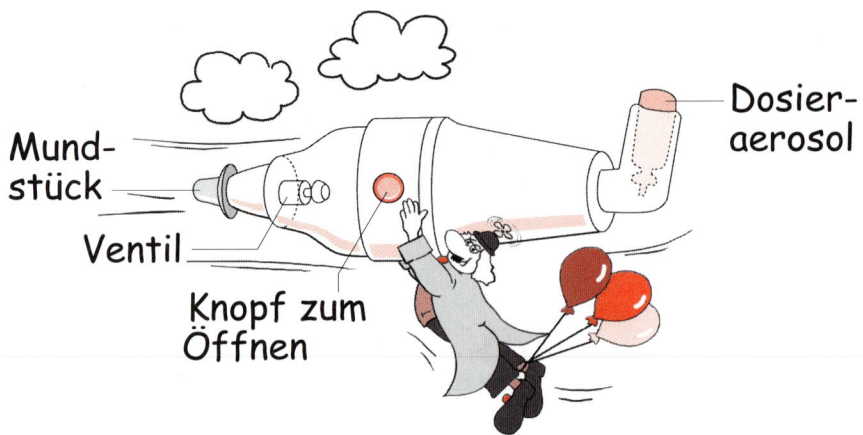

Mund-stück

Ventil

Knopf zum Öffnen

Dosier-aerosol

Beate *(Unterbricht ihn)* atmest du auf der anderen Seite fünf- bis zehn-mal tief und ruhig ein und aus, dadurch wird der Spacer ausge-saugt. Dabei hörst du ein Klicken!

Ben *(Etwas sauer)* Das ist das Ventil, aber du sollst mich nicht dauernd unterbrechen. Ich muss nämlich zweimal sprühen und deshalb muss ich das noch einmal von vorne machen!

Lufti Klasse, ihr Asthmaspezialisten und was macht ihr dann?

Beate Anschließend spüle ich meinen Mund aus.

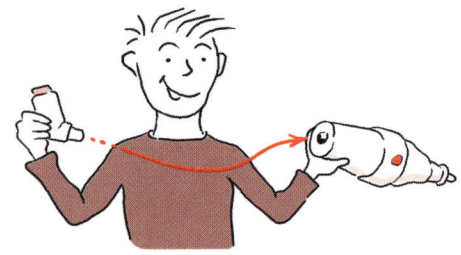

Lufti Genau, dadurch wird der Rest des Medikamentes, der nicht in die Bronchien gelangt ist, ausgespült.

Ben Wie oft muss man denn so einen Spacer sauber machen?

Lufti Wenn du nicht erkältet bist, reicht es, wenn du den Spacer ein-mal in der Woche in die Geschirrspülmaschine gibst und ihn da-nach offen auf einem sauberen Geschirrhandtuch nachtrocknen lässt.

Beate   Das mach ich ab und zu selbst, aber öfters meine Mutter.

Lufti   Ich hab' noch einen Spezialtipp. Wenn sich einmal ein Medikamentenbelag am Ventil gebildet hat, kann man den dadurch entfernen, dass ihr durch das Ventil einfach heißes Wasser gießt, wenn dabei das Mundstück nach unten zeigt.

Das Dosier-Spray

Beate   Na gut, mit dem Spacer lässt sich so'n Spray gut inhalieren, aber ohne finde ich es schwierig.

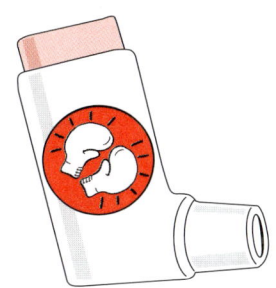

Ben   Finde ich überhaupt nicht!

Lufti   Also, Ben, du kannst schon mit dem Spray inhalieren. Dann zeig' uns das doch mal.

Ben benutzt das Dosieraerosol und erzählt:

Am besten merke ich mir die einzelnen Schritte mit meinem »**Sieben-Punkte-Plan**«:

1. Zuerst stelle ich mich hin.

2. Dann schüttle ich das Spray kräftig und nehme den Deckel ab.

3. Dann atme ich tief aus.

4. Ich lege den Kopf etwas in den Nacken, damit beim Inhalieren das Spray besser durch die Luftröhre flutschen kann, und umschließe das Mundstück mit den Lippen, wobei der Behälter nach oben zeigt.

5. Jetzt atme ich **tief** ein und drücke **gleichzeitig** den Behälter kräftig nach unten.

6. Danach halte ich den Atem so lange an, bis ich im Kopf bis 10 gezählt habe. Dabei darf kein Dampf vor dem Mund zu sehen sein.

7. Anschließend nehme ich das Mundstück aus dem Mund und atme **durch die Nase** wieder aus.

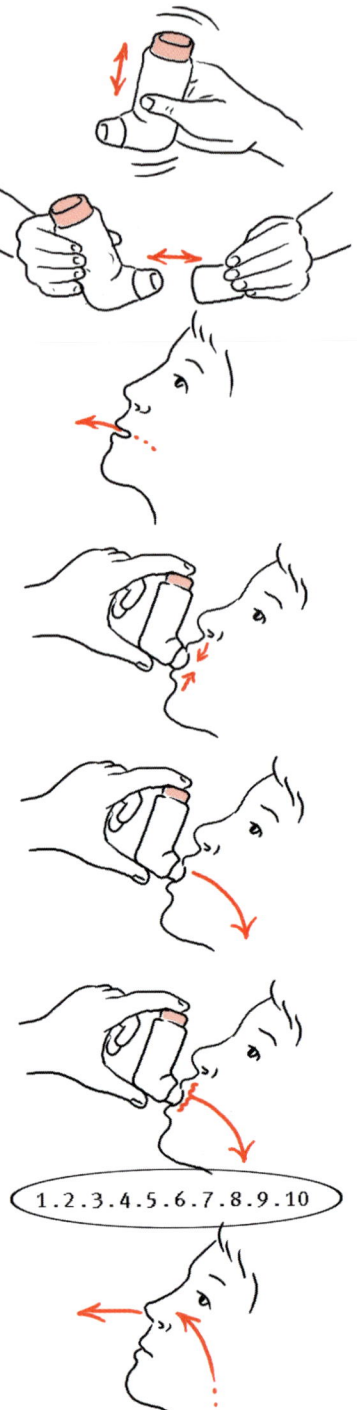

1.2.3.4.5.6.7.8.9.10

Beate Mensch, toll, jetzt hab' ich es verstanden. Ich kann jetzt bestimmt auch mit dem Spray inhalieren. Dann brauch' ich auch gar kein Inhaliergerät mehr!

Lufti Das stimmt! Aber nur, wenn du nicht erkältet bist, Beate. Wenn du den »**Sieben-Punkte-Plan**« gut geübt hast und in den Bronchien kein Schleim ist, gelangen die Medikamente mit dem Spray so tief in die Lunge, wie mit dem Inhaliergerät.

Ben Dann können wir ja abwechselnd mit dem Spray oder dem Inhaliergerät inhalieren – je nach Tageszeit und Laune.

Der Autohaler

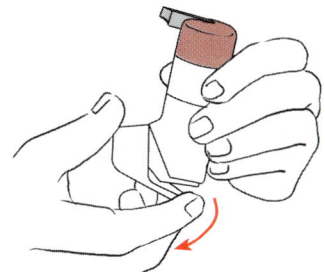 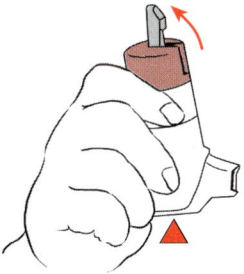

1. Öffnen
Schutzkappe abnehmen

2. Vorbereitung
Halte den Autohaler senkrecht mit dem Mundstück nach unten.
Den oberen Hebel nach oben drücken, bis er einrastet. Vorsicht: Nicht die Lufteinlassöffnung (▲) zuhalten!

3. Tief ausatmen

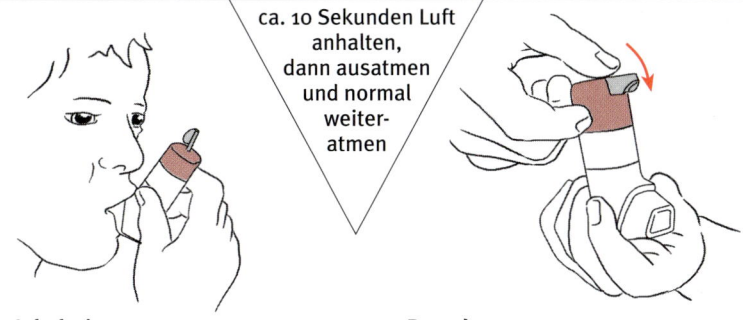

ca. 10 Sekunden Luft anhalten, dann ausatmen und normal weiteratmen

4. Inhalation
Das Mundstück in den Mund nehmen und mit den Lippen umschließen. Kräftig durch das Mundstück einatmen.

5. Beenden
Den Hebel wieder in die Ausgangsposition zurückdrücken.
Nach Benutzung Schutzkappe wieder aufsetzen.

Ben   Ich hab' gehört, dass es auch Sprays gibt, die einfacher zu nehmen sind, weil man nicht **gleichzeitig** drücken und einatmen
muss.

Lufti   Richtig, dafür musst du bei diesen Sprays eine Klappe spannen
und dann tief einatmen. Das Spray kommt ganz automatisch
rausgezischt. Darum heißt das Gerät auch Autohaler.

Beate Aber Einatmen muss ich es genauso wie beim alten Spray, oder?

Lufti   Klaro, und nach dem Einatmen auch: Luft anhalten und langsam
ausatmen.

Die Pulverinhalatoren

Beate Meine Cousine hat außer einem Spray noch ein Gerät mit einem
Pulver zum Inhalieren.

Ben   Genau, Medikamentenpulver ohne Dampf!

Turbohaler

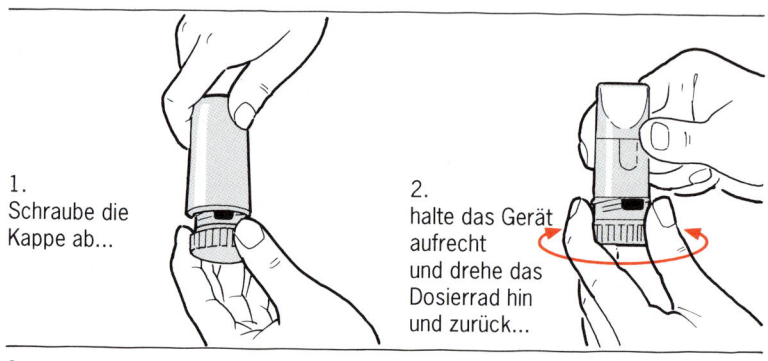

1.
Schraube die
Kappe ab...

2.
halte das Gerät
aufrecht
und drehe das
Dosierrad hin
und zurück...

3.
atme ohne Gerät tief aus...

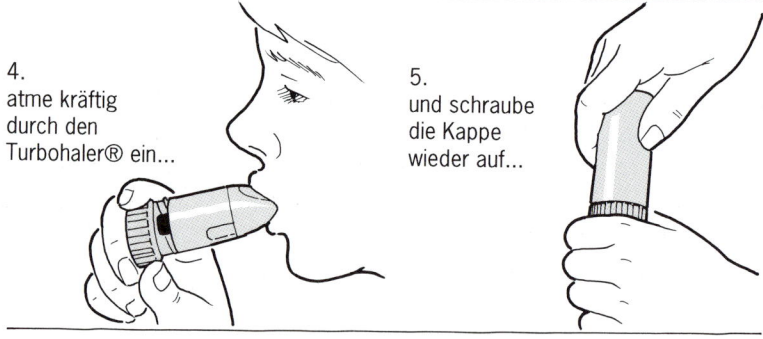

4.
atme kräftig
durch den
Turbohaler® ein...

5.
und schraube
die Kappe
wieder auf...

Diskus

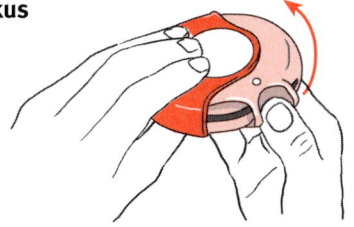 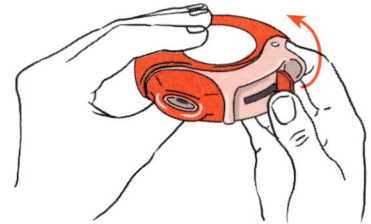

1. Öffnen

Halte den Diskus in der einen Hand.
Mit dem Daumen der anderen Hand
den Daumengriff so weit wie möglich
von dir wegdrehen.

2. Vorbereiten der Inhalation

Halte das Mundstück auf dich ge-
richtet. Den Daumenhebel so weit
wegschieben, bis ein Klicken zu hören
ist – der Diskus ist einsatzbereit.

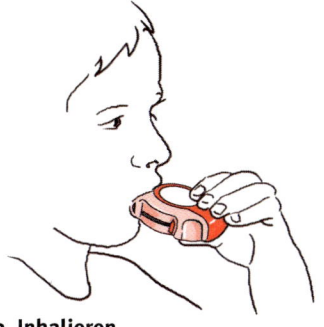 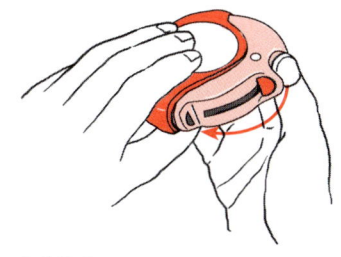

3. Inhalieren

- Ausatmen
- Durch den Diskus tief einatmen
- Den Diskus vom Mund nehmen
- 10 Sekunden Atem anhalten
- Langsam ausatmen

4. Schließen

Den Daumen in den Daumengriff
legen und Hebel so weit wie möglich
zu dir zurückschieben.

Lufti Stimmt, mittlerweile gibt es einige Pulverinhalatoren, die Turbohaler, Dis-
kus oder Novolizer heißen.

Ben Die wollen wir auch mal ausprobieren! Dann brauchen wir den blöden
Spacer nicht mehr auszuwaschen.

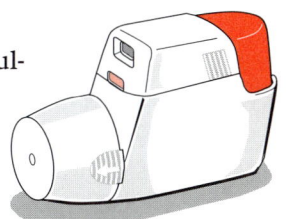

Novolizer

Lufti Ist okay, wir probieren das aus. Aber das funktioniert nur, wenn
ihr tief und gleichmäßig einatmet. Ich mach euch das jetzt mal
vor. Danach trainieren wir das Inhalieren, damit es auch richtig
klappt. (Und für eure Eltern nehmt ihr dann die Gebrauchsan-
weisungen vom Turbohaler, Diskus oder Novolizer mit. Für euch
haben wir sie auch aufgemalt).

Abwechselnde Inhalation mit mehreren Geräten

Lufti   Jetzt habt ihr ganz viele Methoden kennen gelernt. Welche Methode ist denn wohl die beste?

Ben   Das ist doch eine blöde Frage. Du solltest besser fragen, welche Methode ist für wen und für welche Situation am besten geeignet?

Lufti   Okay, ich seh' schon, euch macht so schnell keiner mehr was vor. Also …:

Beate   Bei Erkältung natürlich das Inhaliergerät – weil man damit den Schleim so prima wegkriegt.

Ben   Wenn ich unterwegs bin, brauche ich was, was in die Hosentasche passt, da nehme ich dann ein Spray

Lufti   … oder einen Pulverinhalator als »Hosentaschenmedikament«. Natürlich muss jeder von euch selbst ausprobieren und trainieren, mit welchem Gerät das Medikament am besten in die Lunge kommt.

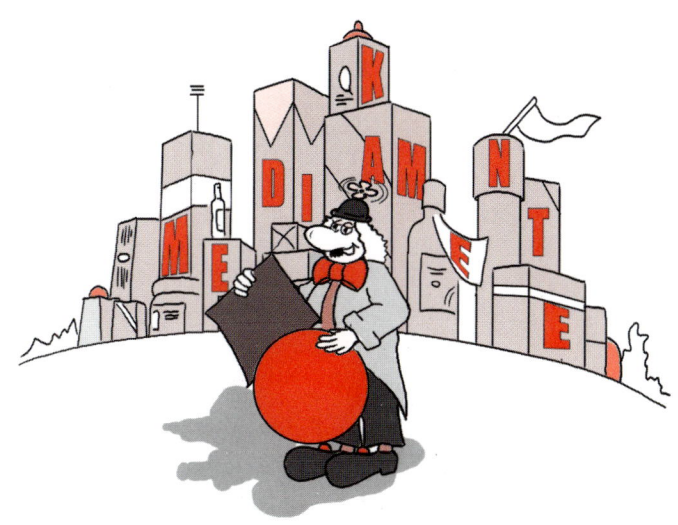

Wie behandelst du dein Asthma mit Medikamenten?

Beate   Lufti, du wolltest noch von den Medikamenten erzählen.

Ben   *(Gähnt)* Nö, das ist doch nur ätzend!

Lufti   *(Schmunzelt)* Na wart mal ab, Also …, es gibt eine Menge Medikamente gegen das Asthma. Viele ähneln sich, haben aber ganz merkwürdige Namen. Die braucht ihr euch gar nicht zu merken. Ich habe da eine Idee. Holt doch mal eure Medikamente.

   Lufti steht auf und holt zwei große Pappunterlagen: die eine ist ein grünes Viereck, die andere ein roter Kreis. Er legt sie in die Mitte.

Ben   Sollen wir unsere Medikamente da drauflegen?

Lufti   Ja genau: die Medikamente, die ihr jeden Tag nehmt, um »**Die Drei Dicken**« zu schützen, kommen auf das grüne Viereck. Und die Medikamente, die ihr nehmen müsst, wenn »**Die Drei Dicken**« zugeschlagen haben und es euch nicht gut geht, stellen wir auf den roten Kreis. Das könnt ihr euch gut merken, wenn ihr an eine Ampel denkt!

Beate   Klaro, Grün bedeutet »freie Fahrt« – alles ist in Ordnung,

Ben   *(Ruft dazwischen)* … und Rot heißt Achtung oder Alarm!

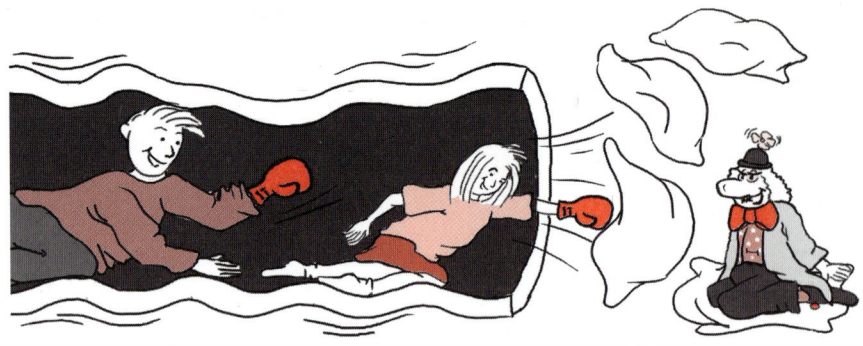

Lufti   Dazu können wir auch was spielen. Ben, hol doch mal die roten Boxhandschuhe aus dem Regal.

Ben   *(Verblüfft)* Wozu brauchst du denn die?

Lufti   Ja, das will ich euch jetzt zeigen. Jeder von euch zieht sich einen roten Boxhandschuh an und dann krabbelt ihr durch unsere Bronchus-Röhre.

Beate   Meinst du den Kriechtunnel?

Ben   Den von vorhin?

Lufti   Na klar, aber nicht »Scheibe eins«, sondern »Scheibe drei«, wenn »**Die Drei Dicken**« zugeschlagen haben.

Beate   Mensch, das ist ja geil. Wir boxen uns richtig den Weg frei.

Lufti   Genau, die **Boxhandschuhmedikamente** kämpfen gegen »**Die Drei Dicken**«. Sie gehören zur Gruppe der roten Alarmmedikamente.

Beate   Hab ich schon gesehen, die liegen auf dem **roten Kreis!**

Ben   Na klar, ich hab's kapiert: Die roten **Boxhandschuhmedikamente** hauen die dicken Muskeln dünn und lösen den dicken Schleim, stimmt's?

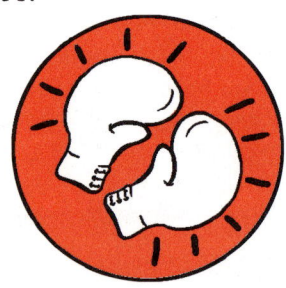

Beate   Und helfen die Boxhandschuhmedikamente schnell, wenn ich Luftnot habe?

Lufti   *(Nickt heftig)* Natürlich, sonst wären es ja keine Alarmmedikamente! Die Boxhandschuhmedikamente sind bei Luftnot die Medikamente, die am schnellsten wirken.

Sie helfen dann etwa 4 Stunden.

Ben   Dann können wir auf unsere Medikamente ja einen roten Kreis kleben. Gib mal die Aufkleber rüber.

Lufti   So, das mit den Alarmmedikamenten habt ihr ja schon gut kapiert. Und welche Medikamente müsst ihr jeden Tag nehmen?

Beate   Ich nehme immer noch ein Medikament mit so komischen Buchstaben …

Lufti   … du meinst bestimmt das DNCG …

Beate   … genau, mal als Spray, mal als Ampulle, und das dreimal am Tag.

Ben   Hatte ich früher auch, aber dann hat mein Arzt gesagt, ich brauche einen stärkeren Schutz und hat mir so'n Cortisonpulver zum Inhalieren verschrieben. Das brauche ich nur noch morgens und abends zu inhalieren.

Beate   Hab ich auch schon von gehört, aber ich mache seit einiger Zeit was ganz anderes: Ich nehme jetzt abends als zusätzlichen Schutz eine Kautablette. Ist ganz praktisch und schmeckt auch ganz gut!

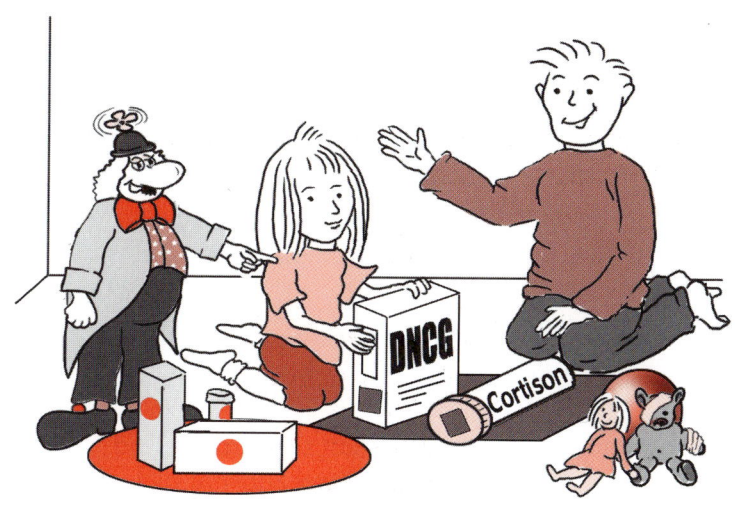

Lufti   *(Schmunzelt)* Ihr wisst ja gut Bescheid! All' die Medikamente, die ihr bis jetzt genannt habt, kommen …

Beate und Ben   *(Gleichzeitig)* … auf das **grüne Schutzviereck!**

Lufti   … Genau, das gilt fürs DNCG, Cortison und die Kautablette. Aber warum braucht ihr so unterschiedlichen Schutz?

Ben   Das hat was mit den »**Drei Dicken**« zu tun; nur was genau, weiß ich nicht.

Lufti   Ich erkläre euch das mal mit einem Spiel.

Lufti steht auf und holt sich einen grünen Regenschirm aus der Ecke.

Beate   Was willst du denn mit dem Ding?

Lufti   Die **Schutzmedikamente** gegen euer Asthma wirken wie ein **Regenschirm**. Ihr könnt sie als Spray oder als Pulver inhalieren, manche auch als Ampulle über das Inhaliergerät, nur die Tablette müsst ihr kauen.

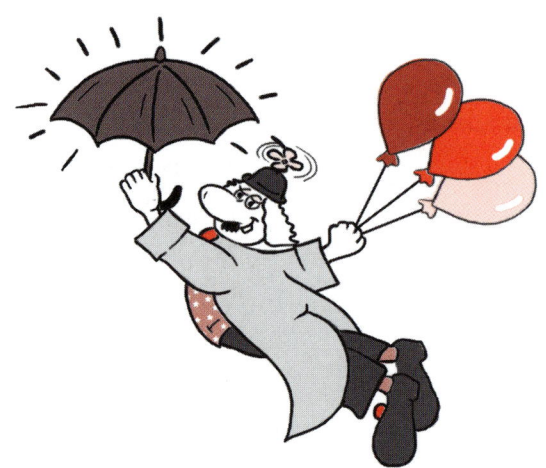

Ben   Versteh' ich nicht, was hat ein Regenschirm mit meinem Asthma zu tun?

Lufti   Der grüne Regenschirm als Medikament schützt die Schleimhaut eurer Bronchien davor, Asthma zu bekommen, so wie er euch beim Regen davor schützt, nass zu werden. Dadurch wird verhindert, dass die Schleimhaut sich aufregt. Und wo keine Aufregung ist, können auch »**Die Drei Dicken**« nicht zuschlagen!

Beate *(Spannt den Schirm auf und setzt sich darunter)* Los Ben, du Feigling, versuch' mich mal anzugreifen. Ich bin jetzt die Lunge und du spielst jetzt die Hausstaubmilbe.

Ben *(Springt auf und trommelt auf dem Regenschirm herum)* Jawohl, ich bin das Milbenmonster und mache dir jetzt Asthma… .! Verflixt, ich kann dich gar nicht treffen. Du hast dich mit dem grünen Regenschirm toll geschützt.

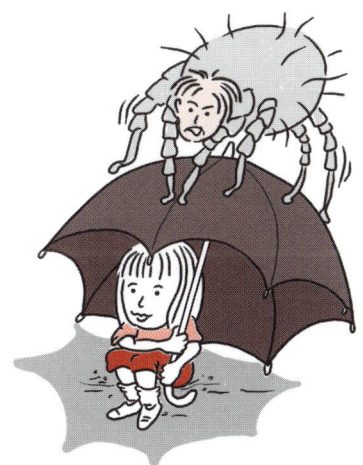

Lufti Und wenn ihr nicht regelmäßig inhaliert habt, …

Beate *(Klappt den Regenschirm zu)* dann bin ich nicht mehr geschützt!

Ben Prima, dann greife ich als Milbenmonster die Lunge an und ärgere »**Die Drei Dicken**«.

Beate Lufti, und warum brauchen wir mehrere oder stärkere Schutzmedikamente?

Lufti Weil »**Die Drei Dicken**« manchmal monatelang so empfindlich sind, dass sie mehr Schutz brauchen. Wenn es stärker regnet, muss man sich ja auch stärker schützen.

Ben Na klar, dann ziehe ich meinen Regenschutzanzug mit Jacke, Hose und Stiefeln an!

Lufti Genauso wirken die Schutzmedikamente. Je mehr Medikamente ihr am Tag regelmäßig inhaliert, um so stärker baut sich euer Schutz auf, damit »**Die Drei Dicken**« nicht zuschlagen können und ihr möglichst immer »Scheibe eins« habt.

Beate Lufti, das stimmt. Wenn ich total im grünen Schutzanzug eingepackt bin, werde ich selbst beim stärksten Regen nicht mehr nass!

Lufti Das mit den grünen Schutzmedikamenten habt ihr jetzt ja prima verstanden.

Ben Lufti, gibt es eigentlich auch Sprays oder Pulver, wo die grünen **Schutz**- und rote **Alarmmedikamente** gemeinsam drin sind?

Lufti Ja, die gibt's!

Beate Kenn ich, so'n Spray! Seitdem ich das vor dem Sport inhaliere, kann ich viel besser rumtoben!

Lufti Die schützen dich dann besonders gut: Deshalb kleben wir auch da ein grünes Viereck drauf.

Beate Lufti, gibt es eigentlich Kinder, die noch mehr Schutzmedikamente nehmen müssen, damit »**Die Drei Dicken**« nicht zuschlagen?

Lufti Ja, diese Kinder nehmen dann noch mehr Schutzmedikamente. Manchmal sind wieder zwei Wirkstoffe zusammen nötig, verpackt in einem Pulverinhalator.

Ben Das ist ja prima, dann muss man nicht doppelt so oft inhalieren.

Lufti Die wirken dann sogar bis zu 12 Stunden!

Beate Lufti, was machst du denn eigentlich mit den Kindern, die so schweres Asthma haben, dass sie **noch** mehr Medikamente brauchen?

Lufti Diese wenigen Kinder bekommen dann für ein paar Wochen oder Monate eine **kleine Dosis** von Cortisontabletten als **Schutzmedikament**; sie müssen sie dann morgens vor 8.00 Uhr einnehmen – die Tabletten wirken dann besonders gut!

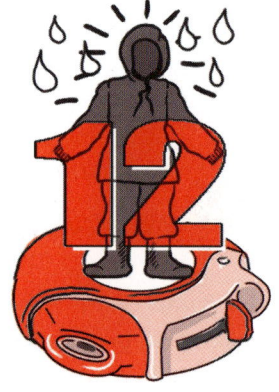

Ben Solche Tabletten musste ich auch schon schlucken, als ich mal Scheibe 4 hatte!

Lufti Das war die Cortisontablette in einer **großen Dosis**! Die kommt im Notfallplan vor. Darüber müssen wir noch sprechen.

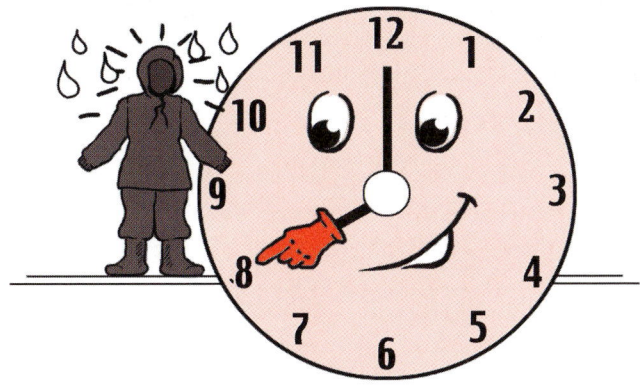

Beate   Aber nicht sofort, ich bin erstmal fix und fertig, bei den vielen Medikamenten!

Ben   Och, im Grunde genommen ist das doch total einfach; es gibt nur zwei große Medikamentengruppen: die **grünen Schutzmedikamente**, die ich dauernd nehmen muss, und die **roten Alarmmedikamente** gegen Husten und Pfeifen und Scheibe 3 oder 4.

Beate   Und auf meine **Schutzmedikamente** klebe ich jetzt ein **grünes Viereck**, auf die **Alarmmedikamente** einen **roten Kreis**!!

Ben   Auf die grünen Vierecke male ich mir noch einen Regenmantel drauf und auf den roten Kreis einen Boxhandschuh, dann kann ich mir das viel besser merken.

Lufti   Ihr beide seid schon richtige Asthmaexperten geworden!

MERKBOX

Es gibt in der Asthmabehandlung nur zwei große Medikamentengruppen: die **Schutzmedikamente** mit dem **grünen Viereck** für die Dauertherapie und die **Alarmmedikamente** mit dem **roten Kreis** gegen Husten, Pfeifen und Luftnot. Ferner gibt es auch Kombinationen beider Medikamentengruppen in Pulverinhalatoren und Sprays, die für manche Kinder sinnvoll sind.

Falls ihr noch mehr über Ampullen, Tropfen, Sprays, Pulverinhalatoren und Tabletten wissen wollt, schaut euch bitte die ausführliche Liste der Medikamente an, wie sie für eure Eltern im Elternteil beschrieben stehen (ab Seite 119).

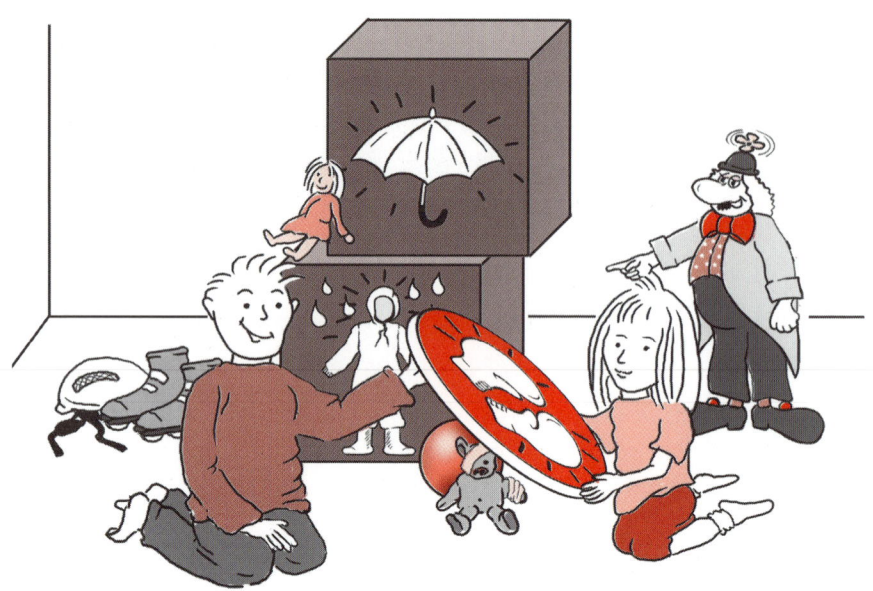

Warum Beate und Ben regelmäßig inhalieren müssen

Beate Jedes Kind mit Asthma hat auf jeden Fall eines oder mehrere **Schutzmedikamente**, stimmt's Lufti?

Lufti Für die allermeisten Kinder mit Asthma trifft das zu. Nur wenige brauchen den Regenschutz nicht dauernd, weil sie nur zwei- oder dreimal im Jahr ihr Asthma für kurze Zeit merken. Nur wenn dann die »**Die Drei Dicken**« zugeschlagen haben, nehmen sie den roten Boxhandschuh. Das reicht ungefähr 4 Stunden und muss dann wiederholt werden!

Beate Ich hab viel öfter Scheibe 3, auch beim Laufen, deshalb brauch ich meinen Schutz!

Ben *(Fragt Beate)* Aber wenn ich das grüne **Schutzmedikament** DNCG inhalieren muss, warum dreimal am Tag ? Ich finde das völligen Käse.

Beate Ich glaube, mit dem DNCG ist der Regenschirm nur ein paar Stunden lang aufgespannt. Danach geht er zu und wir sind nicht mehr geschützt, stimmt's Lufti?

Lufti   Du bist ja völlig fit, Beate. Stimmt, die Wirkung vom grünen **Schutzmedikament** DNCG dauert etwa 6 bis 8 Stunden.

Ben   Und dann muss man wieder inhalieren? Schade, dass es kein Regenschirmmedikament gibt, das eine ganze Woche hält, dann brauchten wir nur einmal am Sonntag zu inhalieren.

Lufti   Ein **Schutzmedikament** einmal pro Woche gibt es noch nicht, aber manche Medikamente müssen nur zweimal am Tag inhaliert werden, die Kautablette muss sogar nur abends genommen werden.

Ben   Das Cortison inhaliere ich schon länger. Das brauche ich ja nur zweimal am Tag zu nehmen. Aber ich muss dran denken, mir nachher den **Mund auszuspülen**. Daran habe ich mich gewöhnt.

Lufti   Ben, denk dran: Das **Schutzmedikament** Cortison hilft nur, wenn du es **regelmäßig** einige Monate hintereinander inhalierst, Tag für Tag. Es hilft **nie** beim Asthmaanfall.

Beate   Dann mache ich das am besten morgens und abends.

Lufti   Richtig! Und wenn ihr ein Spray habt, braucht ihr eine Inhalationshilfe, sonst nehmt ihr den Pulverinhalator.

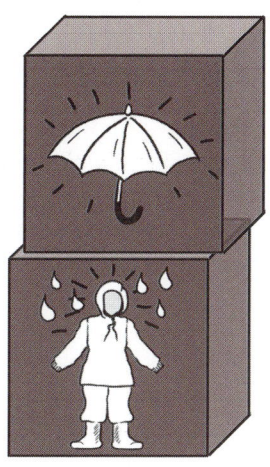

Ben   Gilt das regelmäßige Inhalieren eigentlich für mein ganzes Leben, Lufti? Denn so super ist das mit dem Inhalieren nun auch wieder nicht!

Lufti   Nein, natürlich nicht! Ich kenne viele ältere Kinder, die früher viele Schutzmedikamente inhaliert haben, auch bei Alarm immer wieder die roten Boxhandschuhe brauchten, und die jetzt völlig fit sind – manche sogar ganz ohne Medikamente, andere brauchen deutlich weniger!

Beate   So fit wie Olympiasieger?

Lufti   Das ist ein gutes Beispiel, es gibt nämlich auch viele Olympiasieger, die Asthma haben, manche inhalieren sogar noch heute. Aber wie ihr daran seht: Olympiasieger lassen sich nicht durch ihr Asthma ärgern, und ihr als Asthmaspezialisten schon gar nicht!

Ben   Stimmt, wenn wir unsere Dauertherapie gut machen, können wir jede Menge Sport treiben oder rumtoben!

Lufti   Da habe ich noch einen guten Tipp für euch: Ihr könnt auch **vor dem Sport** zusätzlich mit einem Boxhandschuhmedikament inhalieren, dann schafft ihr die Sportstunde ohne Probleme.

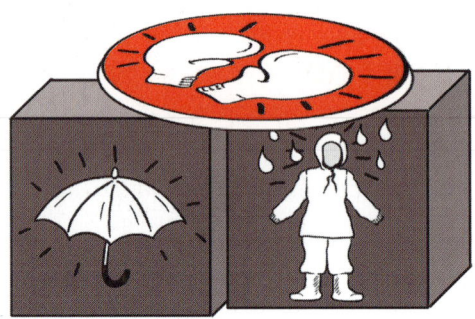

Beate   Jetzt müssen wir erst mal eine Pause machen.

Lufti   Die haben wir uns auch verdient! Und gleich geht es mit dem Notfallplan weiter.

MERKBOX

Wer sich von euch noch mehr mit der Dauertherapie beschäftigen möchte, der schaut bitte im Elternteil unter »Dauertherapie« nach, Seite 125.

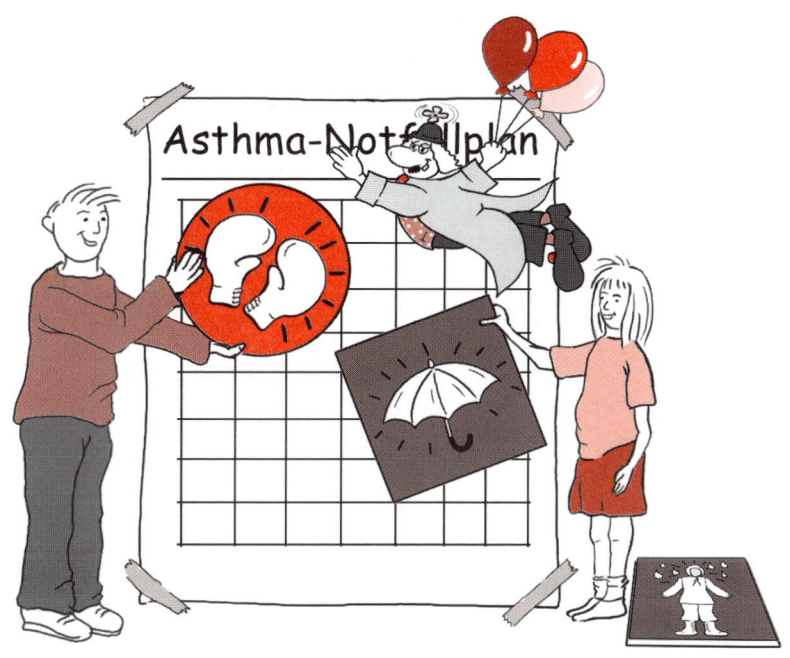

Was musst du tun, wenn du plötzlich starke Atemnot hast?

Der Asthma-Notfallplan

Lufti   Ihr habt jetzt sehr viel über die Asthmabehandlung gehört. Deshalb können wir auch jetzt für jeden von euch einen Asthma-Notfallplan erstellen. Der soll euch helfen, ruhig und sicher zu sein, auch wenn ihr plötzlich Luftnot bekommt.

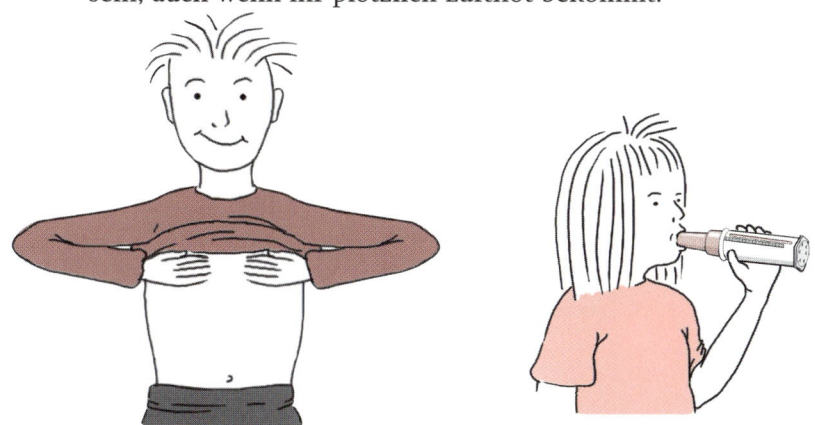

Beate Das ist auch nötig, früher hatte ich immer solch' eine Angst
beim Asthmaanfall.

Ben Genau, und auch meine Eltern
rennen dann hoffentlich nicht
mehr wie aufgeschreckte Hüh-
ner um mich rum!

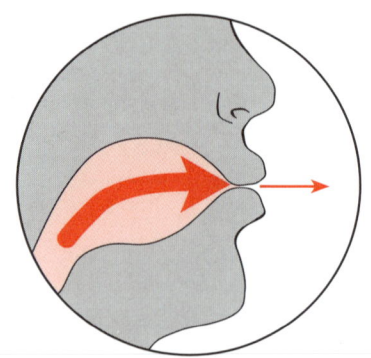

Lufti Also gut, fangen wir an mit
dem Asthma-Notfallplan: Wenn
euer Peak-flow-Meter abfällt
(bei Kindern unter 10 Jahren
um 50, über 10 Jahren um 100
Punkte) oder wenn ihr Scheibe
drei oder vier seid, dann …

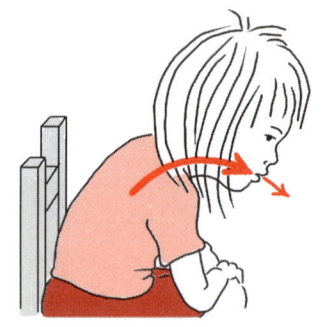

Beate und Ben *(Im Chor)* … atmen wir
mit der Lippenbremse …

Beate und Ben *(Im Chor)* und machen
den Kutschersitz oder die Torwartstellung!

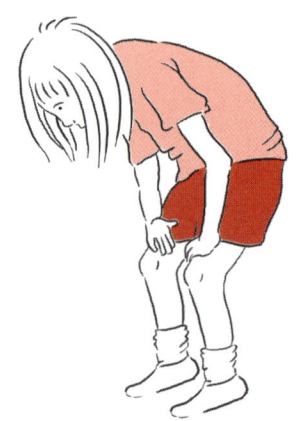

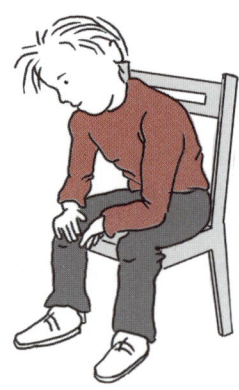

Lufti Wenn es dann nicht besser
wird, nehmt ihr von den
roten **Alarmmedikamenten
den Boxhandschuh** mit soviel
Tropfen, wie ihr alt seid, höchstens aber 10 Tropfen. Manche
Kinder haben außerdem noch

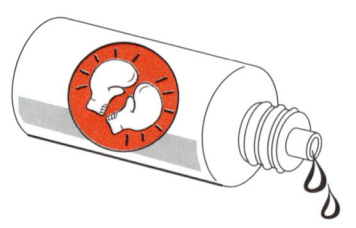

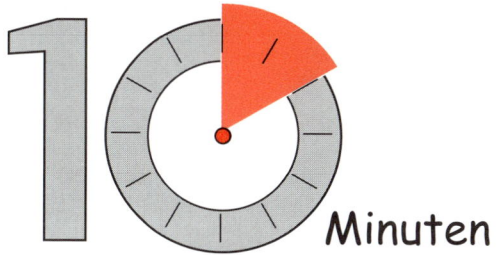
10 Minuten

ein zweites Boxhandschuhmedikament, von dem sie zusätzlich 20 Tropfen nehmen müssen. Dies inhaliert ihr zusammen mit einer DNCG-Ampulle oder Kochsalzlösung für 10 Minuten.

Ben Und wenn wir nicht zu Hause sind, inhalieren wir 2 oder 3 Hübe **Boxhandschuhmedikament** als Spray.

Lufti Genauso ist es.

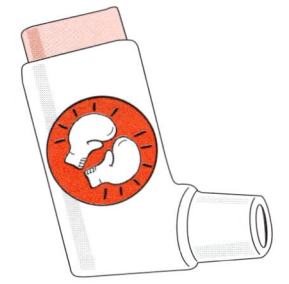

Beate Dann machen wir 10 Minuten Pause und achten dabei auf Lippenbremse und Kutschersitz. Wenn der Lungendetektiv nicht besser wird oder der Peak-flow nicht ansteigt …

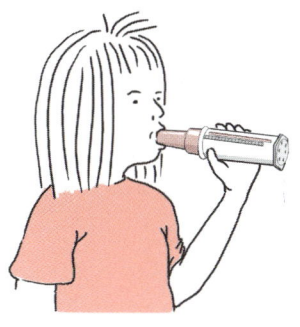

Lufti … inhaliert ihr sofort noch einmal mit den **Boxhandschuhtropfen** oder dem Boxhandschuhspray.

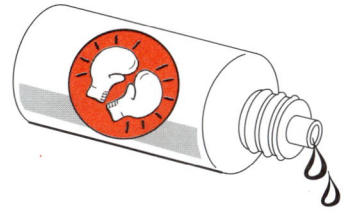

Lufti Und zuletzt braucht ihr eine oder zwei **Tabletten** CORTISON in der großen Dosis, davon habe ich euch ja schon erzählt …

Beate Die wirken sicher hammermäßig!

Lufti Aber nicht sofort, erst nach einiger Zeit.

Ben Und wenn es deshalb nach 10 Minuten immer noch nicht besser geht mit der Luft, rufen wir besser unseren Kinderarzt oder die Klinik an.

Beate Ich schreibe mir diese Telefonnummern direkt auf diesen Plan, damit ich sie nicht vergesse.

Ben Einmal hab' ich zu meiner Mutter gesagt, sie soll bei mir sitzen bleiben und mit mir atmen, als ich Luftnot hatte. Sie hat mich getröstet und das war echt schön.

Das macht alle viel ruhiger!

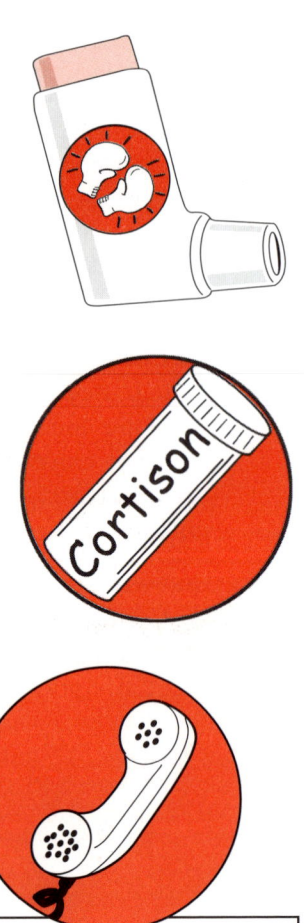

Kinderarzt	Nr.:	_ _ _ _ _ _ _ _ _ _ _ _ _ _
Klinik	Nr.:	_ _ _ _ _ _ _ _ _ _ _ _ _ _
Notarzt	Nr.:	_ _ _ _ _ _ _ _ _ _ _ _ _ _

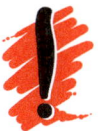 Bitte schaut euch den Notfallplan an, wie er auf dieser und der nächsten Seite gedruckt ist. Ihr könnt euch den Plan kopieren und an eure Pinnwand hängen.

Notfallplan — Inhaliergerät

Luftnot,
Pfeifen, Brummen,
festsitzender Husten

Ruhe bewahren !

Lungendetektiv, Peak Flow, Kutschersitz mit Lippenbremse

1. Tr. _____ in einer Ampulle _____

10 Minuten Pause

Kutschersitz mit Lippenbremse, Lungendetektiv, Peak Flow

Wenn keine Besserung

2. Tr. _____ in einer Ampulle **+** Notfall-tablette

10 Minuten Pause

Kutschersitz mit Lippenbremse, Lungendetektiv, Peak Flow

Wenn keine Besserung

3. **Arzt anrufen** | oder 112

Notfallplan unterwegs

**Luftnot,
Pfeifen, Brummen,
festsitzender Husten**

Ruhe bewahren !

Lungendetektiv, Peak Flow, Kutschersitz mit Lippenbremse

1.   **2-3 Hübe Notfallmedikament   z.B. _____**
       10 Minuten Pause
Kutschersitz mit Lippenbremse, Lungendetektiv, Peak Flow

Wenn keine Besserung

2.   **2-3 Hübe Notfallmedikament   z.B. _____**
       + Notfalltablette z.B. _____
       10 Minuten Pause
Kutschersitz mit Lippenbremse, Lungendetektiv, Peak Flow

Wenn keine Besserung

3.   **Arzt anrufen** | oder   112 |

Wie kontrollierst du den Verlauf deines Asthmas?

Ben   Lufti, wie lange soll ich denn noch inhalieren? Ich mach das nun schon mehrere Jahre lang.

Lufti   Geht es dir denn jetzt besser als früher?

Beate   Also mir geht's viel besser, ich habe schon ein paar Monate nichts mehr gemerkt.

Lufti   Und du hast trotzdem inhaliert?

Beate   Na klar, gerade deshalb haben sich »**Die Drei Dicken**« nicht mehr gemeldet.

Ben   Hast du das denn mit dem Lungendetektiv oder mit dem Peak-flow-Meter kontrolliert?

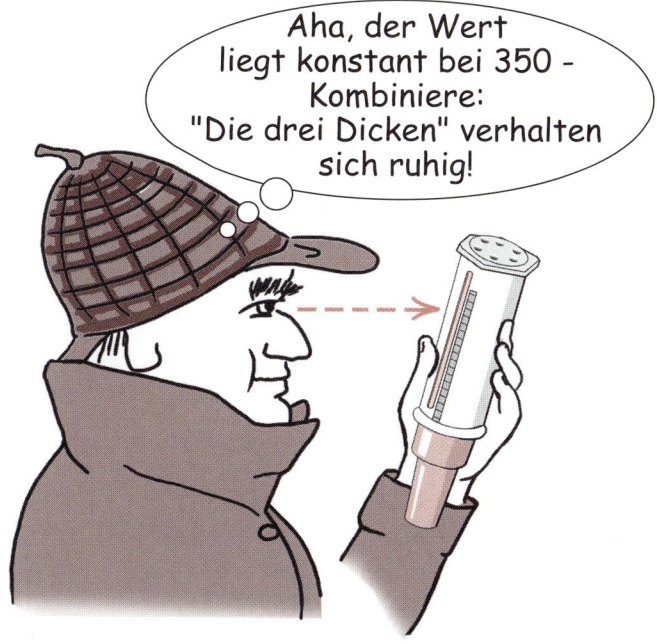

Beate   Abwechselnd, mein Peak-flow-Wert ist jetzt immer so um 350 Punkte. Daran ändert sich nichts mehr.

Lufti   Das finde ich ganz wichtig: Euer Asthma behandelt ihr selber am besten, wenn ihr von ihm nichts mehr merkt! Dann beruhigen sich »**Die Drei Dicken**« immer mehr und nachher können sie sich immer weniger aufregen.

Ben   Auch wenn wir weniger **Schutzmedikamente** inhalieren?

Lufti   Du musst das zusammen mit deinem Arzt ausprobieren, ob du weniger Medikamente brauchst. Denn manchmal dauert es Jahre, weil »**Die Drei Dicken**« so nervig sind. Erst dann kann man vielleicht mit dem Inhalieren ganz aufhören.

Beate   Klasse, dann kann ich es ja bald versuchen!

Lufti   Ihr könnt das ja auch in der Schnüffelkiste (Lungenfunktion) überprüfen.

Ben   Oder ich mache einen Lauftest auf dem Laufband mit weniger Medikamenten. Wenn der Test gut klappt, kann es dabei bleiben.

Lufti   Klaro, aber das klappt nur, wenn ihr mit eurem Lungendetektiv immer wieder überprüft, ob die Luft wirklich »rein ist auf lange Zeit«. Denn Schnüffelkiste und Lauftest messen immer nur kurz und reichen deshalb alleine nicht aus.

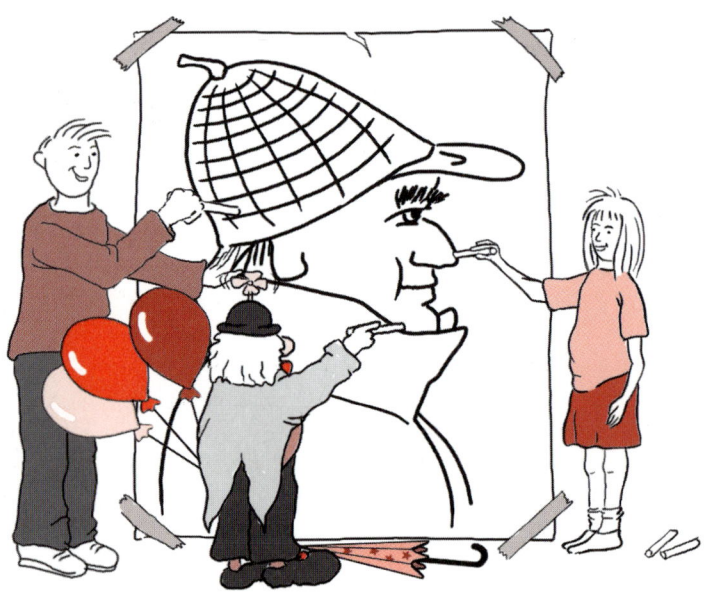

Was hilft außerdem gegen dein Asthma?

Lippenbremse und Atemgymnastik

Ben *(Stöhnt)* Oh Mann, bei mir fängt es schon wieder an zu brummen.

Beate Das kommt bestimmt vom Toben eben.

Ben Ich habe keine Lust, schon wieder zu inhalieren. **Was kann ich denn jetzt bei Luftnot noch tun, außer Medikamente zu nehmen**?

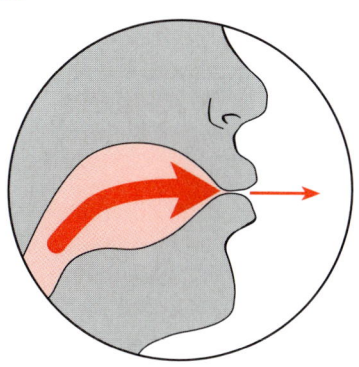

Lufti Ach, da gibt es noch gute andere Tricks. Mach' doch mal die **Lippenbremse**.

Beate Was soll denn das sein? Muss ich da leise sein, weil ich mich beim Sprechen bremsen soll?

Lufti Nee, einatmen und durch die locker aufeinander liegenden Lippen ausatmen, sodass sich die Wangen etwas aufblähen, aber kein großer Druck entsteht.

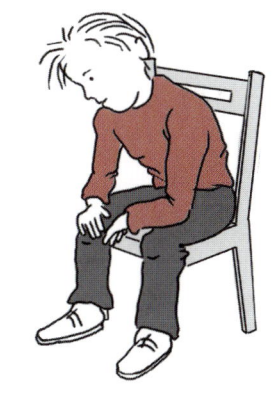

Ben Und was bewirkt die Lippenbremse?

Lufti Wenn in der Lunge zu viel Luft ist, so hilft die Lippenbremse, dass diese wieder besser heraus kann. Am besten, du setzt dich dazu in den **Kutschersitz oder die Torwartstellung**. Probiert es doch einmal aus.

Ben, Beate und Lufti atmen 3 Minuten lang ruhig mit der Lippenbremse ein und aus, ein und aus …

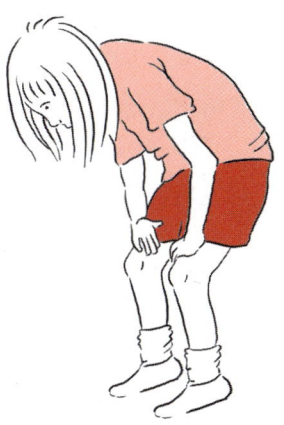

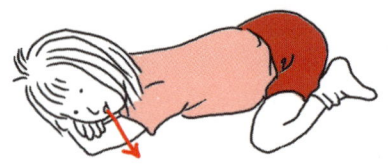 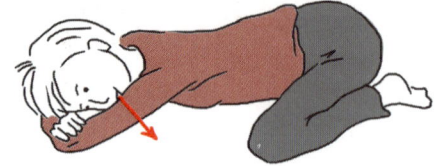

Lufti	Ihr könnt die Lippenbremse auch in der **Hängebauchlage** machen.
Beate	Oh, die Hängebauchlage kenn' ich, die habe ich neulich auch beim Sport gemacht. Die ätzende Luftnot ging dann gut weg. Man muss sich hinknien, den Po auf die Fersen setzen, die Knie weit auseinander strecken und den Kopf seitlich auf die gebeugten Arme legen.
Lufti	Heh, super, Beate. Lippenbremse und Hängebauchlage kann man auch gut zusammen machen, genauso wie Torwartstellung und Lippenbremse. Torwartstellung, Hängebauchlage und Kutschersitz helfen, damit ihr besser durchatmen könnt. Sie erleichtern das Atmen in der Luftnot.
Ben	Die Namen für dieses Turnzeugs sind ja total merkwürdig, Lippenbremse, Torwartstellung, Hängebauchlage, Kutschersitz, aber helfen tut's. Mir geht es schon besser.
Beate	Wenn ich mit meiner Theatergruppe tobe, bekomme ich manchmal Luftnot. Dann kann ich mit ein wenig Ausruhen, Lippenbremse, Kutschersitz und Hängebauchlage super dagegen angehen. Echt gutes Rezept.
Lufti	Es gibt auch **Atemübungen**, die ihr jeden Tag machen könnt, auch wenn ihr keine Beschwerden habt; die trainieren eure Lunge, damit sie fit bleibt.
Ben	Aber wenn ich nichts merke, warum soll ich mich dann abschuften?
Lufti	Das ist wie beim Regenschirmmedikament. Das inhalierst du ja auch vorbeugend, wenn du noch nichts merkst. Die Atemübungen helfen euch auch, dass ihr nicht so viele Beschwerden habt.
Beate	Und was kann man da vorbeugend machen, wie läuft das?
Lufti	Du kannst dir die Atemübungen selber aussuchen. Jede Übung dauert 1 Minute. Du fängst deine Übungen immer mit der Hängebauchlage an. Die machst du 2 Minuten lang.

Atemübungen

Wenn du während der Übungen kurzatmig wirst, solltest du zwischendurch die Hängebauchlage einnehmen und die Lippenbremse durchführen.

Knie-Unterarmlage
Oberschenkel sind senkrecht unter dem Po, Kopf seitlich auf die gebeugten Arme legen.

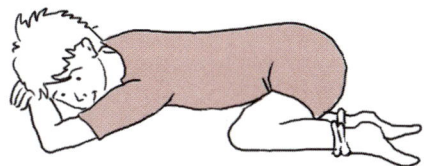

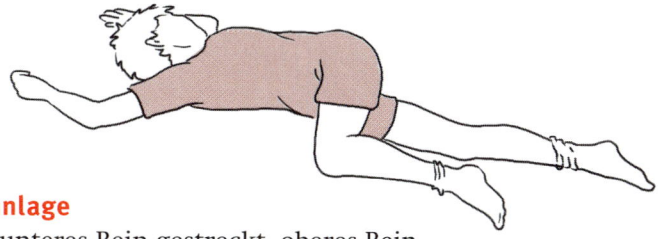

Rückendrehdehnlage
Seitlage (re./li.), unteres Bein gestreckt, oberes Bein gebeugt. Oberkörper auf den Rücken drehen, Arme nach hinten strecken. Kopf entgegengesetzt dem gebeugten Bein.

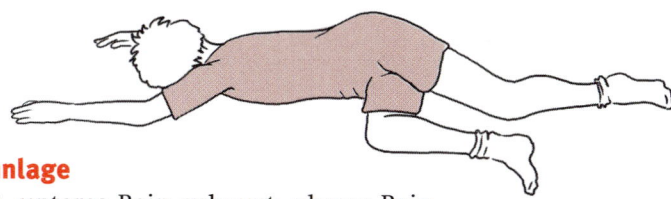

Bauchdrehdehnlage
Seitlage (re./li.), unteres Bein gebeugt, oberes Bein gestreckt. Oberkörper auf den Bauch drehen, Arme nach oben strecken. Kopf entgegengesetzt dem gebeugten Bein.

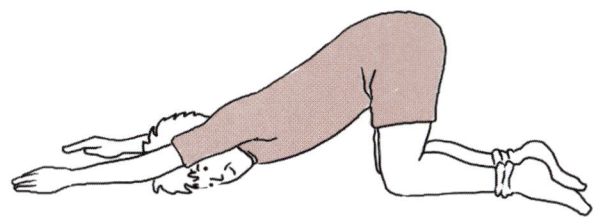

Rutsche
Oberschenkel senkrecht unter den Po, Arme lang nach vorne strecken, Kopf seitlich auflegen.

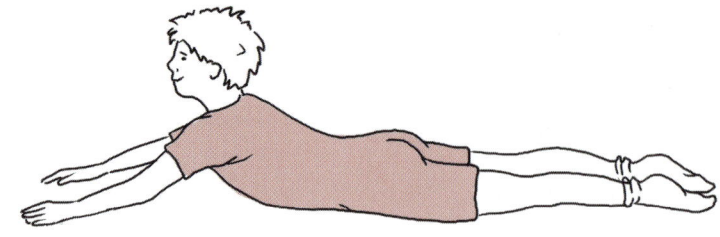

Bauchlage

Hände weit nach vorne, auf die gestreckten Arme stützen, Kopf in den Nacken.

Warndreieck

Kniestand, die Hände greifen nach hinten an die Fersen, dabei muss der Po vorne bleiben, Kopf in den Nacken.

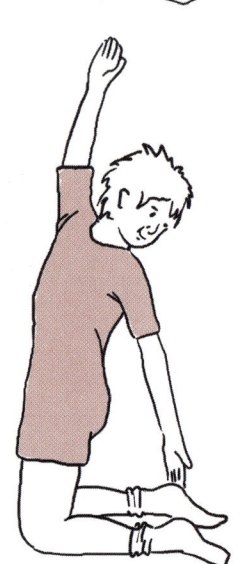

Bewegliches Warndreieck

Kniestand, rechte Hand greift nach hinten zur linken Ferse, die Augen folgen der Hand, die zur Ferse greift; linker Arm zur Decke strecken, dann wechseln.

Ben Ich glaube, ich spinne! Das alles soll ich machen? Nee, da hab' ich keinen Bock drauf!

Lufti Heh, heh, nicht so voreilig! Wenn dir die Übungen zu langweilig geworden sind, kannst du wieder andere machen. Die Atemgymnastik übst du drei- bis viermal in der Woche. Du kannst sie natürlich auch jeden Tag machen. Nach den Übungen gehst du wieder in die Hängebauchlage und entspannst dich. Das ist alles.

Beate   Na, das geht ja noch.

Ben   Wie lange dauert das jedesmal?

Lufti   Na, höchstens 10–15 Minuten.

Ben   Ich finde das etwas langweilig.

Beate   Du kannst dabei doch Musik hören, dann geht es noch besser.

Ben   Nicht schlecht der Tipp. Und das Ganze soll es bringen?

Lufti   Klaro. Besser geht es nicht. Der eine Kollege von den »**Drei Dicken**«, der Schleim, wird prima gelöst und aus der Lunge herausbefördert. Der Brustkorb wird schön beweglich.

Ben   Paletti. Immer nur rumsitzen ist ja auch öde.

Beate   Gleichzeitig tun wir etwas Gutes gegen den Schleim und für unsere Atmung.

Lufti   Zusätzlich sind die Atemübungen ein gutes Training und eine gute Vorbereitung für den Sport.

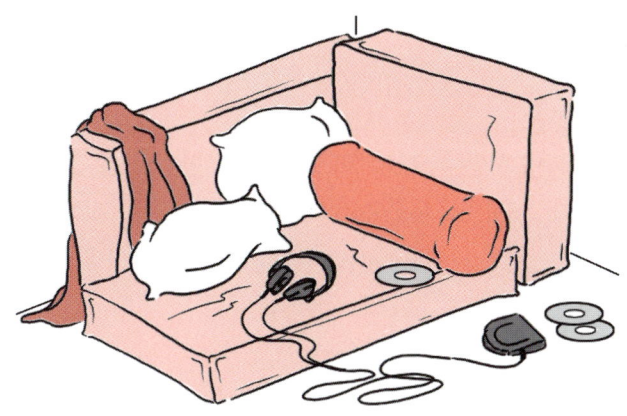

Entspannungsübungen

Beate   Entspannung? Was soll das denn? Wozu?

Ben   Da muss man sich tagsüber hinlegen und die Augen zumachen, wie langweilig.

Lufti   Quatsch. Entspannungsübungen können voll Laune machen und total schön sein. Legt euch mal ganz ruhig auf den Rücken.

Wartet

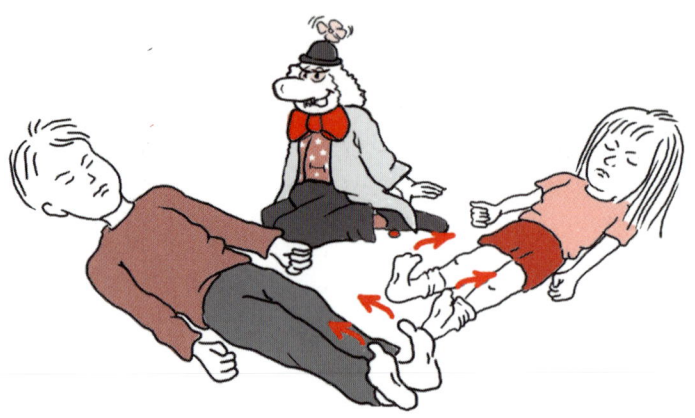

Legt die Arme neben euren Körper und werdet ganz ruhig. Versucht, die Augen zu schließen und spürt, wie gleichmäßig euer Atem wird: wie die Wellen am Meer.

Wartet

Zieht eure Zehenspitzen ganz feste hoch, drückt die Oberschenkel und den Po ganz doll auf den Boden, spannt den Bauch an, ballt ganz fest die Fäuste, zieht die Unterarme an, fest das Kinn auf die Brust und zieht eine Schnute. Das ganze Gesicht verziehen. Alles auf einmal und noch doller …, noch doller. Merkt ihr die Anspannung? Feste, nicht loslassen!

Und jetzt lasst ihr los. Ruft dabei aah.

Ben Aah, poh, das war anstrengend.

Beate Puh, das tut gut.

Lufti Entspannt euch. Merkt den Unterschied und bleibt ganz ruhig liegen. Spürt den Unterschied zwischen anspannen und entspannen.

(Nach einer Weile) Wie ist es denn bei euch, wenn ihr Luftnot habt? Ich habe dann ganz schön Angst.

Beate Ich auch. Ich werde dann immer so aufgeregt und weiß dann gar nicht mehr, was ich überhaupt machen soll.

Ben *(Brummt)* Klar, diese Hektik kenn' ich auch. Ist schon ein blödes Gefühl, wenn »**Die Drei Dicken**« so stark zuschlagen.

Lufti Kinder, die wie ihr und eure Eltern so gut übers Asthma Bescheid wissen, kann auch beim Asthmaanfall nichts Schlimmes passieren. Lasst uns den Notfallplan angucken (S. 127). Da steht ganz genau drin, was wir bei starker Luftnot tun müssen. Entspannung hilft euch, dass ihr nicht so hektisch werdet, wenn ihr Luftnot habt. Außerdem helfen Entspannungsübungen bei Aufregung, vor Klassenarbeiten, ebenso wenn ihr nicht einschlafen könnt und in vielen anderen Situationen, wo ihr Stress habt.

Ben Hinlegen, Augen zu und laber, laber …

Beate Blödsinn, so muss das nicht sein, das hast du ja wohl eben gemerkt. Da gibt es ganz verschiedene Übungen.

Lufti Jeder muss seine Methode herausfinden, was ihm gut tut, wie er sich am besten entspannen kann. Wie wirst du denn am besten ruhig, Ben?

Ben Ich lege mich aufs Bett oder aufs Sofa und höre Musik mit meinem Walkman. Nicht so was Fetziges, eher etwas Ruhiges. Das lenkt mich dann ab. Oder ich denke an das letzte Fußballspiel, wie ich ein Tor geschossen habe.

Beate Meine Mutter streicht mir dann auch noch über den Rücken, das ist so schön. Wir machen es uns richtig gemütlich.

Ben Meine Mutti hat da so eine Kassette mit ruhiger Musik und einer Stimme drauf.

Beate Haben wir auch. Auf unserer Kassette sind ganz tolle Geschichten drauf, wo man selber mit einem Boot durchs Wasser fährt oder selber auf einem Teppich fliegt.

Lufti Richtig, bei schönen Phantasie- und Traumgeschichten kann man sich auch gut entspannen.

Beate Entspannung muss dann ja nicht immer doof und langweilig sein.

Lufti Wenn man es doof findet oder nur macht, weil man es machen muss, dann klappt es sowieso nicht.

Beate Ich hab schon einmal doll Angst gehabt, da hat das mit der Entspannung nicht geklappt. Wie bekomme ich die Angst dann weg?

Ben Ich sage einfach: »Hau ab, du blöde Angst, verdünnisier dich gefälligst. Du kriegst mich nicht.«

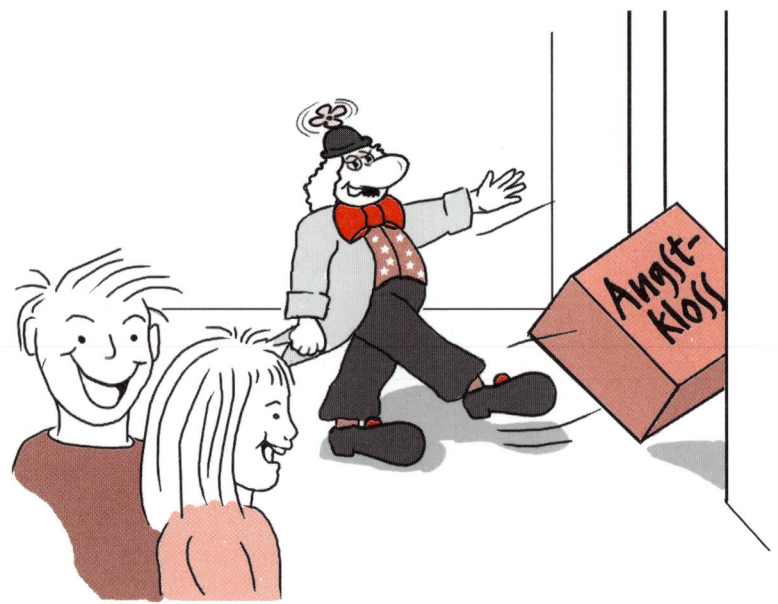

Beate *(Kichert)* Da fällt mir ein: Ich habe schon mal mein Fenster aufgemacht und mit einem Kissen die Angst verscheucht.

Ben Mein großer Bruder schläft immer mit einer Gabel unter dem Kopfkissen, das hilft ihm.

Lufti Als ich nachts einmal Angst bekam, habe ich auf einen Pappkarton, der in meinem Zimmer stand, ganz groß »Angstkloß« draufgeschrieben und den Karton einfach vor die Türe geschmissen.

Ben und Beate schütteln sich vor Lachen.

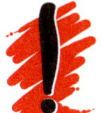 Neben der Einnahme von Medikamenten gibt es noch verschiedene andere Dinge, die du gegen dein Asthma tun kannst.

Die Lippenbremse, der Kutschersitz, die Torwartstellung und die Hängebauchlage helfen dir bei Luftnot, da du wieder besser durchatmen kannst. Entspannungsübungen kannst du auch zusammen mit Atemübungen machen. Bei denen strengst du dich ja eher an, bei den Entspannungsübungen ruhst du dich dann aus. Die Atemübungen machst du drei- bis viermal pro Woche. Lege dich zu Beginn und am Ende jeweils für 2 Minuten in die Hängebauchlage.

Dazwischen machst du die Übungen, die du dir selber ausgesucht hast. Dabei macht es Spaß, Musik zu hören. Natürlich kannst du die Atemübungen auch jeden Tag machen.

Mit Entspannungsübungen kannst du deine Angst bei Luftnot besiegen. Schöne Traumreisen und Geschichten helfen, dass du weniger Angst hast. Wenn du zum Beispiel in der Schule weniger aufgeregt bist, kannst du besser im Unterricht mitmachen. Überlege mal, ob du noch andere Tricks kennst, wie du deine Angst besiegen kannst.

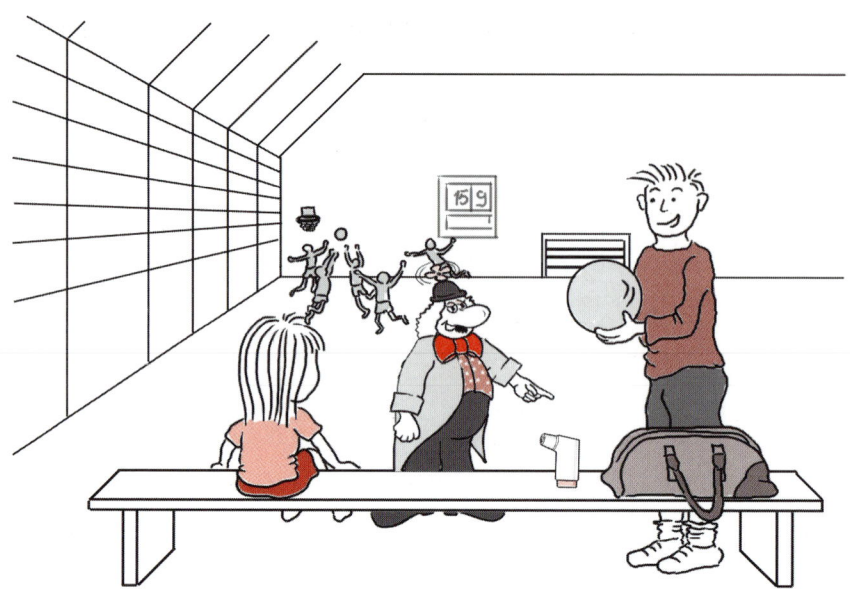

Wie kannst du Sport treiben?

Lufti Ich habe in diesem Jahr am Asthmasport teilgenommen. Die Turnlehrerin war dort sehr nett. In den Pausen haben wir immer Atemübungen gemacht und uns entspannt.

Ben Bevor ich in den Fußballverein gegangen bin, war ich auch beim Asthmasport. Damals ging es mir noch ziemlich schlecht. Ich konnte nur ganz wenig laufen. Der Asthmasport hat auch Laune gemacht. Inzwischen schaffe ich es locker, beim Fußball im Verein mitzumachen.

Beate Immer wenn es so schön ist, ärgern mich »**Die Drei Dicken**«: beim Toben auf Geburtstagen, beim Rad fahren. Beim Schulsport konnte ich früher überhaupt nicht mitmachen. Seitdem ich regelmäßig inhaliere, geht das besser.

Lufti Sport ist total gut, wenn man Asthma hat. Viele Erwachsene sagen, dass man mit Asthma keinen Sport machen darf. Aber das ist Quatsch! Wenn ihr eure Dauertherapie gut macht, könnt ihr beim Sport immer mitmachen.

Ben Dauertherapie? … Du meinst inhalieren, Atemübungen, Medikamente nehmen, Entspannungsübungen und so?

Lufti Richtig, danach machen euch Spielen und Toben voll Spaß.

Beate   Ich habe neulich trotz des Inhalierens Luftnot beim Sport bekommen.

Lufti   Und was hast du da gemacht?

Beate   Erst einmal habe ich eine Pause gemacht. Ich habe mich auf die Bank gesetzt und den Kutschersitz und die Lippenbremse gemacht. Hatte ich ja gelernt! Aber beim nächsten Mal mache ich die Torwartstellung. Das fällt noch weniger auf.

Ben   Und wenn das nicht hilft, nehme ich mein **Dosier-Spray** mit dem **Boxhandschuhmedikament**. 2 Hübe, mehr nicht.

Lufti   Toll, dass ihr die Luftnot merkt und wahrnehmt. Viele Kinder merken das nicht und toben immer weiter und weiter. Die wissen auch nicht, was ein »Lungendetektiv« ist (s. S. 38 ff.).

Ben   Habe ich früher auch gemacht, bis ich absolut nicht mehr konnte, und dann war die Luftnot voll da. Ich wollte immer der Beste sein, und dass die anderen nichts von der Luftnot mitkriegen, aber das war dann wohl ein Eigentor.

Beate   Ach so, du meinst, viele Kinder spüren die Warnsignale und wissen, dass sie eine Pause machen müssten, schämen sich aber vor den anderen?

Lufti   Genau. Es ist ja auch blöd, gerade wenn es am schönsten ist, eine Pause zu machen. Andererseits finde ich auch, immer Gewinner zu sein ist doch langweilig. Dabei zu sein und Spaß zu haben ist viel wichtiger!

Beate   Was machst du denn beim Fußball, wenn du Luftnot kriegst, Ben?

Ben   Ich mache einfach eine Pause. Wenn ich was merke, stelle ich mich in die Abwehr und mache die Lippenbremse und Torwartstellung. Das machen auch Kinder ohne Asthma und fällt gar nicht auf.

Wenn es etwas doller ist, sag' ich meinem Trainer, dass ich eine Pause brauche. Der nimmt mich dann raus. Dann kann ich auch den Kutschersitz nehmen oder die Hängebauchlage.

Beate   Und die anderen aus der Mannschaft, lachen die dich nicht aus?

Ben   Nö, das erste Mal haben die ein bisschen blöd geguckt. Dann habe ich gesagt, dass ich Asthma habe und erklärt, was das ist. Jetzt wissen sie Bescheid.

Beate   Ich habe immer ein Spray dabei, auch beim Schwimmen. Da ist auf jeden Fall das Boxhandschuhmedikament drin. Wenn es mir morgens schon nicht so gut geht, nehme ich 2 Hübe vor dem Sport, sonst erst, wenn ich Luftnot kriege. Ich hab's da auf die Bank gelegt.

Lufti   Beim Schwimmen kann man auch ganz super die Wasserbremse machen; das ist die Lippenbremse im Wasser. Dadurch könnt Ihr länger schwimmen als sonst.

Ben   Mach ich auch so. Immer wenn »**Die Drei Dicken**« schon etwas unruhig sind, zum Beispiel wenn ich erkältet bin, nehme ich vor dem Sport 2 Hübe. Dann kann ich super rennen. An manchen Tagen brauch' ich das Spray überhaupt nicht. Beim letzten Spiel habe ich es auch in der Halbzeit genommen.

Lufti   Na, ihr wisst ja prima Bescheid, wie ihr euch beim Sport verhalten müsst.

Aber zum Schluss gebe ich euch noch einen letzten Tipp: Lauft beim Aufwärmen nicht einfach 10 Minuten ununterbrochen, sondern zuerst 1 Minute traben, dann ½ Minute laufen, dann wieder traben und so weiter, insgesamt viermal nacheinander. Ein ›Kaltstart‹ geht voll in die Hose, da werden »**Die Drei Dicken**« gleich wieder wild.

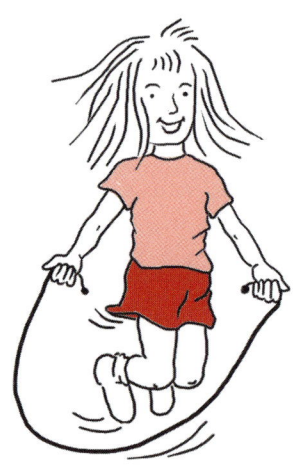

MERKBOX

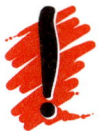 Für dich und dein Asthma ist es wichtig, dass du auch Sport treibst.

Wichtig ist das richtige Aufwärmen: Zuerst 1 Minute traben, dann ½ Minute laufen, danach wieder 1 Minute traben und so weiter, insgesamt viermal!

Wenn du dich lange Zeit nicht angestrengt hast, solltest du erst beim Asthmasport teilnehmen. Dort lernst du, wie du trotz deines Asthmas Sport machen kannst. Wenn du deine Dauertherapie gut machst, kannst du auch Fußball spielen, Rad fahren, Trampolin springen, turnen oder wozu du sonst Lust hast. Du solltest auch beim Schulsport mitmachen.

Wenn du einmal nicht mehr kannst, mache eine Pause. In der Pause kannst du den Kutschersitz oder die Torwartstellung zusammen mit der Lippenbremse machen. Zeige deinem Lehrer die Information zu »Asthma und Sport« (s. S. 138).

Zur Sicherheit solltest du beim Sport immer ein Dosier-Spray dabei haben. Wenn es lange her ist, dass du das letzte Mal inhaliert hast, nimm es vor dem Sport. Wenn du gerade inhaliert hast, so brauchst du es nicht zu nehmen.

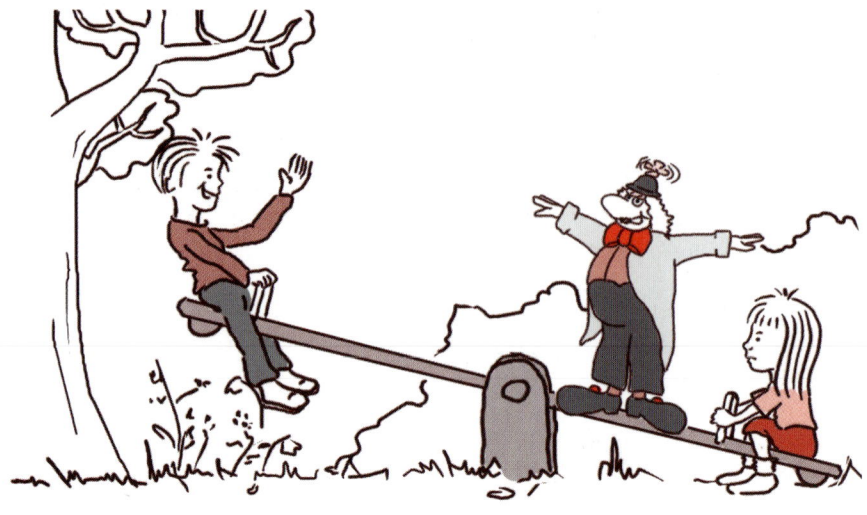

Wie kannst du deinen Schleim loswerden?

Beate *(Klingt stark verschnupft)* Mist, ich habe schon wieder Schnupfen und Husten, ich fühle mich richtig schlapp.

Ben Na, dann wird es ja wohl nichts mit unserem Jahrmarktbesuch nachher, oder?

Beate Alle Bronchien-Röhrchen sind mit diesem Schleim zugekleistert.

Lufti Na, da musst du halt so oft am Tag, wie du es schaffst, zusätzlich mit **Kochsalz** inhalieren. Das löst den Schleim. Das ist für die Lunge wie eine Dusche.

Ben Ich habe mal mit 'ner Wasserpistole die Zahnpasta von meiner Bürste heruntergesprüht.

Lufti Klasse. Genauso wirkt das Kochsalz. Es macht den Schleim flüssiger. Das ist so, als wenn Ihr Milch auf einen Sahneberg gießt. Die Sahne wird dann flüssig. Genauso flüssig wird der Schleim. Er kann so abfließen, wird weggeschwemmt. Wenn man viel Schleim hat, hilft das rote Boxhandschuhmedikament beim Abtransport.

Beate Meine Mutti will, dass ich immer heißen Tee oder Kakao trinke.

Lufti Tja, damit hilfst du den Medikamenten bei der Arbeit. **Heiße Getränke** lösen den Schleim auch ganz gut. Ihr seht, es gibt gute

Tricks gegen »**Die Drei Dicken**« anzukommen, manchmal auch ohne zusätzliche Medikamente. Hast du schon mal einen **Brustwickel** gemacht, Beate?

Ben   Was ist denn das?

Lufti   Da werden große Duschhandtücher mit warmem Wasser begossen und um deine Brust gewickelt, da wo die Lungenflügel sitzen. Das ist dann mollig warm.

Beate   Und das hilft?

Lufti   Klaro. Eine Superschleimlösemethode ist das.

M E R K B O X

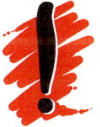 Es gibt mehrere Dinge, die du machen kannst, wenn du sehr viel Schleim in deinen Bronchien-Röhren hast: Mit Kochsalz inhalieren, alle 4 Stunden zusätzlich mit dem Boxhandschuhmedikament, heiße Getränke zu dir nehmen, einen Brustwickel machen lassen. Wie man Brustwickel macht, steht im Elternteil auf Seite 132.

Mit all diesen Dingen wird den Medikamenten bei der Schleimlösearbeit geholfen.

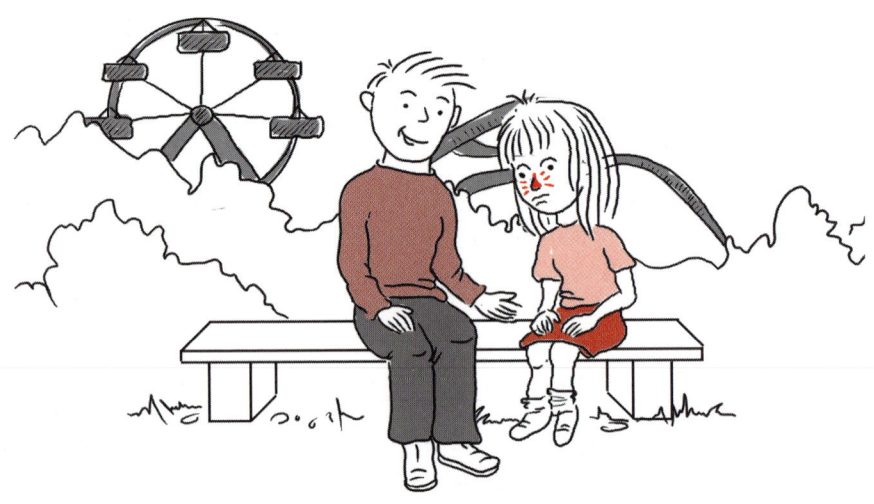

Wie kann die Allergie bei deinem Asthma behandelt werden?

Beate   So'n Mist, die Sonne scheint, tollstes Wetter und ich hab' trotzdem Atemnot beim Laufen und muss ständig niesen! Dabei hab' ich doch heute mit meinem Regenschirmmedikament inhaliert.

Ben   Vielleicht musst du noch das Boxhandschuhmedikament mit inhalieren.

Lufti   Schon richtig, zumindest vor dem Laufen! Aber ich kenn' noch etwas anderes.

Ben und Beate   Ja, was denn, schieß los!

Lufti   Beate, du warst doch letztens beim Arzt, der hat doch deine Allergien getestet.

Beate   Ja, du meinst den Hauttest. Und dann hat er auch noch Tropfen in die Nase und später in die Augen geträufelt.

Ben   Und was ist dann passiert?

Beate   Am Arm hatte ich riesige Quaddeln und hinterher habe ich geniest und geheult, es war einfach schrecklich.

Lufti   Was steckte denn in den Tropfen drin?

Beate   Der Doktor hat gesagt, Gräser-, Birken- und Erlenpollen. Ach ja und Löwenzahnpollen auch noch.

Ben   Na, dann ist es ja klar, warum du dich nicht gut fühlst. Wir sitzen in der Wiese und das auch noch unter einem Baum!

Lufti   Beate, damit dir das nicht jeden Sommer wieder passiert, kann man eine **Gegen-Allergie-Spritzenbehandlung** machen.

Beate und Ben   *(Gleichzeitig)* Oh nein, wir wollen nicht gespritzt werden.

Lufti   Nun mal langsam, regt euch nicht so auf! In den Spritzen sind nämlich die Pollen drin, die Beate ärgern. Natürlich viel weniger als draußen in der Luft. Euer Arzt spritzt die Pollenlösung mit einer kleinen Nadel an der Außenseite vom Oberarm unter die Haut. Die Nadel ist viel feiner als eine normale Tannennadel.

Beate   Tut das nicht weh? Und wie lange und wie oft muss er das tun?

Lufti   Einen kleinen Pieks merkst du schon, aber mehr ist es nicht. Am Anfang spritzt der Arzt einmal pro Woche, später dann alle 2 und dann nur noch alle 4 Wochen. Über insgesamt 3 Jahre.

Beate   Und danach ist meine Allergie futsch?

Lufti   Manchmal ist sie ganz weg, meistens aber ist sie deutlich weniger als vorher. So kannst du es dann besser aushalten, mitten auf der Wiese und unter einem Baum.

Ben   Aber ich bin nicht gegen die Pollen, sondern gegen Milben allergisch. Früher musste ich oft nachts husten, als mein Bett noch nicht aus Synthetik war. Jetzt muss ich nur noch niesen, wenn ich morgens aufstehe, manchmal zwanzigmal hintereinander. Das nervt furchtbar.

Lufti   Man kann auch gegen Milben eine Gegen-Allergie-Spritze machen. Das hilft oft sehr gut.

Beate   Und auch gegen Pferde, Katzen oder Hunde? Das fänd' ich ganz toll!

Lufti   Leider nein, das ist für die Kinder mit Tierhaarallergien zu gefährlich. Selten macht man es bei Erwachsenen, z. B. bei einem Pferdezüchter mit einer Allergie gegen Pferde. Denn jede Spritze kann mal Asthma machen oder zum Juckreiz führen! Deshalb darf die Spritzenbehandlung nur ein Arzt machen. Ihr müsst

30 Minuten danach noch in seiner Praxis bleiben. Er kann euch sofort helfen, falls »**Die Drei Dicken**« sich nach so einer Spritze melden sollten.

Ben   Wenn dann die Allergie weniger wird, mache ich diese Piekerei sofort mit!

MERKBOX

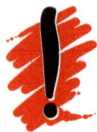

Wer mehr über die Gegen-Allergie-Spritzenbehandlung wissen möchte, der schaue in den Elternteil hinein. Dort findet ihr einen speziellen Hinweis für eure Eltern und auch für die Ärzte (s. S. 128).

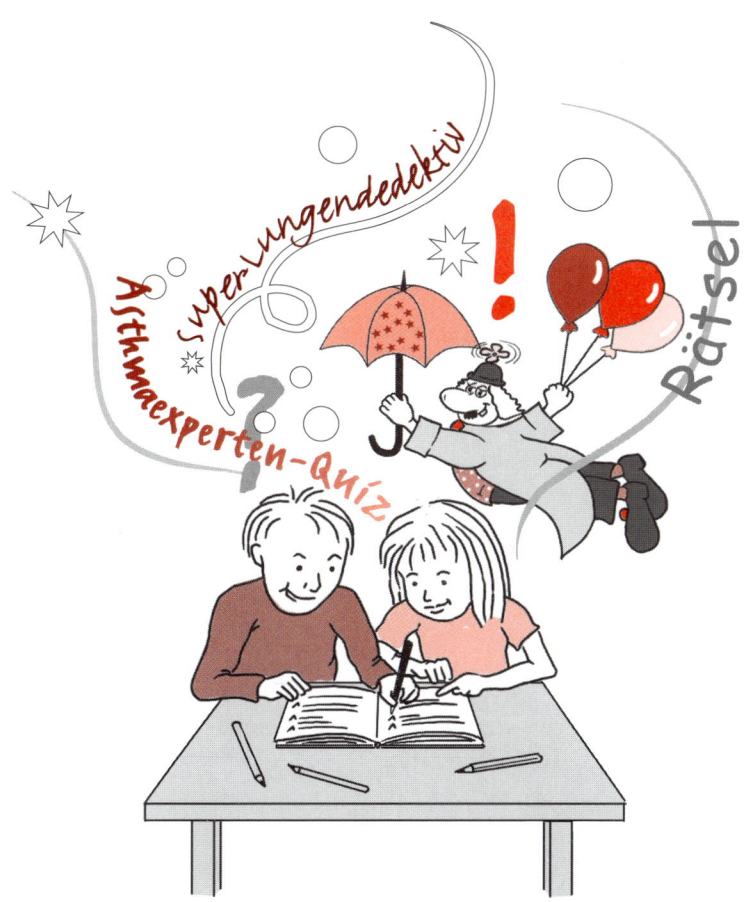

Rätsel für pfiffige Asthmaexperten

Hier kannst du jetzt überprüfen, was du dir alles über das Asthma hast merken können. Kreuze immer die Sätze an, die aus deiner Sicht richtig sind. Du musst aufpassen: Bei manchen Sätzen ist immer nur eine Möglichkeit richtig, bei manchen sind zwei Möglichkeiten richtig. Wenn mehrere Sätze richtig sind, dann kreuze beide an. Wenn du die Buchstaben der richtigen Sätze hintereinander aufschreibst, erhältst du die **Lösung**.

Auf »los« geht's los:

1. *Beate merkt nichts von ihrem Asthma. Sie soll …*

B ◯ … die Chance nutzen und mit der Katze ihrer Freundin spielen.

L ◯ … wie alle Kinder spielen und sich freuen.

R ◯ … ihre Medikamente nicht mehr einnehmen.

S ◯ … denken »oh, das Asthma ist für immer weg«.

2. *Ben hat zu Hause ein Inhaliergerät. Damit soll er …*

N ◯ … nur inhalieren, wenn es ihm schlecht geht.

U ◯ … so umgehen, wie er es mit seinem Arzt besprochen hat.

E ◯ … nur am Wochenende, wenn keine Schule ist, inhalieren.

W ◯ … nur nachts inhalieren.

3. *Beate hat von Lufti etwas über Asthmamedikamente gehört, sie weiß jetzt, …*

Ö ◯ … dass der Arzt immer auslost, welchem Kind er welche Medikamente verschreibt.

F ◯ … wie sie die verschiedenen Asthmamedikamente einnehmen soll.

S ◯ … wie ihr Stundenplan im nächsten Schuljahr aussieht.

T ◯ … auf welcher Stufe ihre Medikamente stehen und wie sie wirken.

4. *Ben überlegt: »Asthma ist …*

P ◯ … eine Krankheit, bei der man nichts machen kann.«

M ◯ … eine gerechte Strafe.«

E ◯ … ein kräftiger Husten, sodass man keinen Sport treiben kann.«

I ◯ … eine Erkrankung der Atemwege, wo »Die Drei Dicken« (Schleim, Schleimhaut, Muskeln) den Platz für Luft in den Röhrchen (Bronchien) wegnehmen.«

5. *Ben, Beate und Lufti haben Asthma. Sie sollen ...*

V ○ ... auf keinen Fall Sport treiben, denn Sport macht Asthma.

I ○ ... möglichst keinen Kontakt zu Tieren haben, wenn sie auf Tierhaare allergisch sind.

Z ○ ... gegenüber den Geschwister bevorzugt werden, da sie krank sind.

S ○ ... sich so viel belasten, wie sie können, aber ihrem Sportlehrer mitteilen, wenn sie eine Pause brauchen.

---

6. *Was kann Asthma mit auslösen ...*

D ○ ... Bonbons lutschen und Kakao trinken?

T ○ ... Zigarettenrauch?

D ○ ... Tierhaare, Pollen, Hausstaubmilben?

L ○ ... mehr als eine Stunde fernsehen pro Tag?

---

7. *Wenn du alles getan hast, was dir normalerweise hilft, und die pfeifende Atmung und Luftnot mehr wird, dann solltest du ...*

R ○ ... schneller atmen.

E ○ ... genau auf dich selber achten und deinen Eltern sagen, dass du Hilfe brauchst.

A ○ ... so viele Medikamente nehmen wie sonst.

C ○ ... niemanden unnötigerweise belästigen.

---

8. *Ben geht es schlechter mit dem Luftholen. Er soll ...*

K ○ ... die Warnsignale einfach nicht beachten.

R ○ ... an den Lungendetektiv und die Peak-flow-Messung denken.

G ○ ... an seinen Anfallsplan denken, Entspannungsübungen und Lippenbremse anwenden.

F ○ ... auf dem Spielplatz toben, um zu merken, wann der Anfall losgeht.

9. *Beate fragt Ben: »Was kann ich eigentlich – außer Medikamente einzuneh-
men – gegen Asthma tun?«*

R ◯ ... Atemübungen, Entspannungsübungen?
I ◯ ... Fernsehen und viel essen?
L ◯ ... schnell atmen, um mehr Luft zu bekommen?
Ö ◯ ... Auslöser meiden, viel trinken?
L ◯ ... abends eine Stunde später ins Bett gehen?

10. *Ben hat erzählt, was er von Lufti über Warnsignale erfahren hat:*

S ◯ ... »Wenn ich sorgfältig und ruhig in mich hineinhorche,
kann ich bestimmte Körpersignale erkennen.«
E ◯ ... »Braucht man nicht beachten, da sie schwer zu erken-
nen sind.«
S ◯ ... »Körpersignale sind zum Beispiel Schwierigkeiten beim
Atmen, Übelkeit, Schwitzen, Husten.«
M ◯ ... »Wenn ich drei Signale verspüre, soll ich sofort den Arzt
verständigen.«

11. *Beate zeigt ihr Peak-flow-Messgerät. Sie ...*

W ◯ ... muss so kräftig pusten, bis sie nicht mehr kann, und
dann den besten Wert aufschreiben.
T ◯ ... soll das Gerät benutzen, um sich besser einschätzen zu
können.
U ◯ ... sollte so lange trainieren, bis sie über 500 kommt.
E ◯ ... soll nur ihren Wert beachten, da man mit dem Peak-
flow-Meter keinen Wettkampf »Wer schafft am meisten?« machen kann.

Die Lösung lautet:

_ _ _ _ _ _ _ _ _ _ _ _ _ _ _ _ _ _
1 2 3 4 5 6 7 8 9 10 11 12 13 14 15 16 17 18

Die richtige Lösung steht auf Seite 148.

Der Elternteil

Eine Einführung

Die Erkrankung Ihres Kindes mit der immer wiederkehrenden Atemnot, die ständigen Infekte mit Pfeifen oder auch »nur das ausgiebige Husten« beim Laufen wirken sich nicht nur auf Ihr Kind aus, sondern belasten und fordern die gesamte Familie. Ärzte und Psychologen gehen von dem Grundsatz aus, dass Asthma eine Krankheit ist, die **erkannt**, **behandelt** und gemeinsam in der Familie **bewältigt** werden kann und muss.

Die folgenden Abschnitte für Eltern und teilweise auch Lehrer bzw. andere Betreuer Ihres Kindes sollen Sie in kurzen und knappen Zügen über die Asthma-Erkrankung informieren, die nach aktuellen Erkenntnissen als häufigste chronische Erkrankung des Kindesalters gilt. Ca. 10 Prozent aller schulpflichtigen Kinder leiden zeitweise oder dauernd an asthmatischen Beschwerden. Asthma ist die Ursache für mehr als ein Viertel der wegen Krankheit versäumten Schultage.

Neben diesen Informationen möchten wir Ihnen Anregungen und Hilfen geben, wie Sie und Ihr Kind trotz Asthma ein weitgehend »normales Leben« führen können.

Und damit es Ihnen – falls Sie selber nie an Atemnot gelitten haben – etwas leichter fällt, sich in Ihr asthmakrankes Kind besser hineinzufühlen, versuchen Sie doch einmal Folgendes:

Atmen Sie 2 Minuten lang mit zugehaltener Nase durch einen Strohhalm! Die Empfindungen, die Sie während dieser Zeit bemerken, haben Asthmakinder teilweise über mehrere Stunden lang! Sie merken rasch: Asthmakinder sind sicherlich keine »eingebildeten Kranken, Simulanten oder Drückeberger«.

Was ist Asthma?

Charakteristisch für das **Asthma bronchiale** ist die erheblich gesteigerte Reaktionsbereitschaft des Bronchialsystems auf die unterschiedlichsten Reize der Umwelt. Mediziner nennen dies **Hyperreagibilität**, ein zentraler Begriff für das Verständnis des Asthmas.

Die Hyperreagibilität ist Folge einer **chronischen Entzündung,** die unabhängig von Viren und Bakterien abläuft. In der Bronchialschleimhaut sind vermehrt Entzündungszellen, die ständig Vermittlersubstanzen (so genannte Mediatoren) freisetzen. Diese führen zu Veränderungen an der Schleimhaut und locken außerdem ständig neue Entzündungszellen an. So entsteht ein dauernder Kreislauf, der sich ständig selbst unterhält.

Die chronische Entzündung entsteht vor dem Hintergrund einer **angeborenen Veranlagung.** Die Asthmabeschwerden müssen nicht unbedingt sofort nach der Geburt oder im Säuglingsalter beginnen, sondern können erst im Laufe des Lebens entstehen, manchmal auch erst im Erwachsenenalter. Gleichwohl ist die Veranlagung zum Asthma eine angeborene. Je aktiver diese chronische Entzündung ist, um so stärker ist die Hyperreagibilität. Es kann auch durchaus sein, dass Ihr Kind keine Beschwerden hat. Dann ist die Hyperreagibilität sehr gering, gleichwohl ist die Veranlagung vorhanden.

Bestimmte Faktoren der Umwelt (wie z.B. Ozon, Stickoxide, Schwebstaub) können dazu führen, dass die Hyperreagibilität, also die Empfindlichkeit der Bronchien, gesteigert wird.

Reize, die die Hyperreagibilität verstärken bzw. Symptome auslösen, sind so genannte **Auslöser.** So können zum Beispiel Viren oder der Staub der Hausstaubmilben in der Schleimhaut der Bronchien Vermittlersubstanzen freisetzen. Zu diesen Substanzen gehört unter anderem das Histamin. Die Vermittlersubstanzen führen zu Veränderungen in der Bronchialschleimhaut und den **Symptomen:** Schwellung der Bronchialschleimhaut, der Bildung von zähem Schleim und zu einer Verkrampfung der Bronchialmuskulatur. Durch diese Reaktion kommt es zu einer Verengung, die sich beim Ausatmen stärker als beim Einatmen auswirkt. Die erschwerte Ausatmung hat zur Folge, dass zu viel Luft am Ende der Ausatmung in der Lunge zurückbleibt und eine Überblähung entstehen kann. Dadurch kann bei der Einatmung nicht genügend frische, sauerstoffhaltige neue Luft in die Lunge gelangen und es kommt zum Gefühl der Luftnot. Luftnot, wie Sie es beim Strohhalmtest wahrscheinlich erlebt haben.

Das gemeinsame Ergebnis dieser Veränderungen ist eine deutlich verengte Lichtung der Atemwege. Prinzipiell ist diese Verengung umkehrbar, jedoch führt jedes asthmatische Geschehen wiederum erneut selbst zu chronischen Entzündungsreizen in der Bronchialschleimhaut. Wie in einem Teufelskreis können dann wieder neue Auslöser auf dieses schon gereizte, hyperreagible Bronchialsystem treffen. Deshalb ist es erklärlich, dass Kinder nicht selten schon auf geringfügige Auslöser wie zum Beispiel kalte Luft, den Rauch einer Zigarette oder mäßiges Laufen mit Luftnot reagieren. Sie als Eltern sollten ferner wissen, dass die Entzündungsbereitschaft der übererregten Bronchien wochen- bis monatelang anhält. Dies gilt auch für die Zeit nach einem Asthmaanfall.

Diesen Vorgang kann man sich – etwas vereinfacht – so vorstellen wie beim Überlaufen eines Regenfasses: Es dauert lange, bis ein Regenfass vollgetropft ist, aber der berühmte letzte Tropfen bringt das Fass zum Überlaufen, die Umgebung wird nass. Auf das Asthma übertragen stellen sich beim »Überlaufen« dann die Symptome ein. Die Symptome haben oft verschiedene Ursachen oder Auslöser, die gleichzeitig auf die Bronchialschleimhaut einwirken können. So ist es durchaus möglich, dass ein Kind manchmal auf einen bestimmten Auslöser reagiert und manchmal nicht, je nachdem wie »voll« das Fass ist.

Lungenfachärzte in der Kinder- und Erwachsenenheilkunde haben versucht, das Asthma in verschiedene Schweregrade einzuteilen. Dies ist recht schwierig, da kein Kind mit Asthma einem anderen völlig gleicht. Allerdings gibt es viele Ähnlichkeiten, sodass die Weltgesundheitsorganisation empfohlen hat, das Asthma in 4 verschiedene Schweregrade einzuteilen:

- Beim *Schweregrad 1* haben die Kinder bis zu ca. fünfmal pro Jahr Atemnot.
- Beim *Schweregrad 2* tritt Luftnot bis zu ca. zehnmal pro Jahr auf,
- beim *Schweregrad 3* ca. zehn- bis zwanzigmal,
- beim *Schweregrad 4* ist das Asthma mehrfach pro Monat, teilweise wöchentlich bis täglich nachweisbar.

Die überschießende Asthmabereitschaft wird – wie schon gesagt – teilweise **vererbt**. So erhöht sich das Risiko, an Asthma zu erkranken, von 10 auf 20 Prozent, wenn eines der Elternteile Asthma hat. Haben mehrere der engsten Angehörigen (Eltern, Geschwister) Allergien/Asthma bronchiale, so steigt das Risiko, an Asthma zu erkranken, deutlich an auf möglicherweise bis zu 60 bis 70 Prozent. Teilweise wird die Übererregbarkeit durch schwere Erkältungen und Infektionen der Bronchien im Säuglings- und Kleinkindalter erworben. Die meisten dieser Infekte sind virusbedingt, **antibiotische Medikamente helfen dann nicht und können die Asthmaentwicklung nicht verhindern!**

Bestimmte Umweltfaktoren, insbesondere das Passivrauchen, begünstigen das Entstehen von Allergien und auch eine Verstärkung der Hyperreagibilität, also das Entstehen eines höheren Schweregrades. Somit werden die Symptome durch das Zusammenwirken der Vererbung mit bestimmten Umweltbedingungen und Auslösern verursacht.

Zur **Prognose** des Asthmas im Kindesalter ist zu sagen, dass die Übererregbarkeit der Bronchien während des gesamten Lebens **nicht** völlig verschwindet. Asthma ist somit auch nicht ursächlich heilbar. Allerdings macht sich bei vielen angemessen behandelten Kindern später das Asthma nur selten bemerkbar, zum Beispiel lediglich bei Infekten oder auch nur nach schwerer Anstrengung. Wir können von einer so genannten »Drittelregel« sprechen:

- Ein Drittel aller Kinder verliert sein Asthma bis auf geringe Restsymptome.
- Bei einem weiteren Drittel bessert sich das Asthma trotz geringer werdender medikamentöser Therapie. So kann Ihr Kind oft jahrelang beschwerdefrei sein und eventuell erst als Erwachsener erneut Asthmasymptome entwickeln.
- Das dritte Drittel aller Kinder behält sein Asthma unverändert weiter, manchmal verschlechtert es sich. Letzteres kann insbesondere bei ungenügender Behandlung eintreten.

Eine chronische Erkrankung muss behandelt und bewältigt werden

Asthma ist damit eine Erkrankung, deren Beschwerden i.d.R. über Jahre hinweg andauern, z. T. auch lebensbegleitend sein können. Von der **Zeitdauer** unterscheidet sich das Asthma daher erheblich von akuten Krankheiten wie z. B. einer Erkältung, von Masern oder einem Armbruch, die relativ schnell wieder verschwinden. Deshalb spricht man beim Asthma auch von einer **chronischen** Krankheit.

Die Zeitdauer des Asthmas bringt es mit sich, dass für Sie als Eltern neben den ohnehin bestehenden zahlreichen **Herausforderungen** und Aufgaben des regulären Familien- und Erziehungsalltages es eben dieses zusätzliche »Päckchen« gibt, das medizinisch behandelt, aber auch psychologisch verarbeitet werden muss. Die Folgen und Begleitumstände des Asthmas stellen weitere Anforderungen dar, die Sie als ganze Familie zu meistern haben. Ziel sollte es sein, dass Sie mit größtmöglicher Normalität und Lebensqualität und geringst möglicher Einschränkung und Aufwand mit dem Asthma zurechtkommen sollen.

Herausforderungen (von denen hier nur einige genannt werden können), die das Asthma an Ihr Kind stellt, sind:

- Durchführung einer asthmabezogenen Dauertherapie (z. B. regelmäßiges, »langweiliges Inhalieren«).
- Schmerzen und Ängste aufgrund diagnostischer und therapeutischer Behandlungsprozeduren.
- Vermeiden und Verzichten auf evtl. attraktive Dinge wie z. B. Tiere, Spielen im Heu, bestimmte Nahrungsmittel.
- Verhalten in der Schule, gegenüber Mitschülern und Lehrern und insbesondere in den Sportstunden.
- Verhalten in der Freizeit, im Sportverein, gegenüber Freunden, Situation in der Familie.
- Umgang mit Gefühlen, die in Verbindung mit dem Asthma stehen, wie z. B. Angst vor/in der Luftnot, Schamgefühl vor anderen Menschen, Ärger und Wut über die Ungerechtigkeit der Krankheit, Schuldgefühle.
- Gedanken und Gefühle über sich selber und insbesondere Auseinandersetzungen mit dem Selbstwertgefühl.

Auch Sie und die anderen Mitglieder der Familie sind in den verschiedensten Varianten durch die Asthmaerkrankung Ihres Kindes mitbetroffen.

Herausforderungen an die Familie sind z. B.:

- Wahl der »richtigen Behandlung«, Organisation der Behandlung des Kindes, Informationsbeschaffung.
- Erziehungsfragen: Versorgen, aber nicht verwöhnen; auf besondere Bedürfnisse des asthmakranken Kindes eingehen, aber nicht bevorzugen; stützen, aber nicht die Verantwortung abnehmen etc.
- Reaktionen der Geschwister.
- Enttäuschung oder Wut über unerfüllte Hoffnungen.
- Verzicht oder Einschränkungen auf liebgewonnene Dinge wie Haustiere, Rauchen etc.
- Gefühle von Angst vor/bei Luftnotsituationen, Hilflosigkeitsgefühle.
- Das Gefühl, alleine mit der Situation dazustehen.
- Schuldgefühle.
- Enttäuschung und Ärger über wenig Freiheit für Erholung, wenig »Zeit für sich«.

Insgesamt wird deutlich, dass das Asthma zahlreiche Herausforderungen an das Alltagsleben Ihres Kindes, aber auch an die Familie als Ganzes stellt. Von daher sollte bei einer Asthmaschulung auch stets die Familie als Ganzes mit einbezogen werden und nicht nur das Kind bzw. allein die Mutter.

Wie können Sie mit den genannten Fragen umgehen?

Auf jeden Fall wird deutlich, dass es neben der medizinischen Seite des Asthmas auch eine psychologische bzw. psychosoziale Sichtweise gibt, nämlich die, wie es Ihrem Kind und Ihnen mit der Krankheit im Alltag geht und wie Sie damit zurechtkommen.

Beim Umgang mit dem Asthma gibt es keine **rezeptartigen Lösungen**. Ihr Kind und Sie als Familie sollten für sich nach **eigenen** Wegen suchen, die für Sie und Ihre Situation am besten passen. Was für eine Familie hilfreich erscheint, kann für die andere eher hinderlich sein. Für manche Kinder mag es z. B. förderlich sein, sie mehr in ihrer Selbstständigkeit zu ermutigen, wogegen andere gerade mehr Unterstützung bedürfen.

Die Suche nach Lösungswegen kann dabei für Sie u. U. auch aufreibend und anstrengend sein. Manche Dinge werden Sie evtl. erst über Umwege erreichen. Manches werden Sie vielleicht auch neu überdenken und Sie kommen zu ganz anderen Ergebnissen.

In diesem Zusammenhang kann Ihnen auch der Erfahrungsaustausch mit anderen Betroffenen helfen: Austausch über Sorgen und Nöte, Anregungen, Ermutigung, sich verstanden fühlen, Druck ablassen können etc. Mittlerweile gibt es zahlreiche Asthmazentren, die berufsgruppen-übergreifende Betreuungsangebote anbieten.

Scheuen Sie sich nicht, in der Arbeit mit Familien erfahrene Psychologen, Pädagogen bzw. Sozialpädagogen zu kontaktieren, die Sie unterstützen können. Weiterhelfen können Ihnen außerdem Beratungsangebote in Schulen, allgemeine Beratungsstellen, Psychologische Praxen sowie Selbsthilfegruppen (siehe Adressenliste S. 150).

Bei einer umfassenden Betreuung von asthmabetroffenen Kindern sollten neben allen medizinischen Fragen auch die hier erwähnten Bereiche einbezogen werden, um die Kinder und ihre Familien umfassend zu unterstützen und zu fördern.

Was löst Asthma aus?

Eine Vielzahl von Faktoren, die aus der Umwelt auf uns einströmen und die wir teilweise einatmen, sind in der Lage, Asthma auszulösen. Die Symptome können manchmal sofort auftreten, manchmal aber auch erst verzögert nach mehreren Stunden (z. B. nächtliche Atemnot nach einem Besuch im Zoo während der Mittagsstunden).

Neben den erwähnten Infekten der Luftwege kommen die unterschiedlichen Allergene wie Hausstaubmilben, Pollen, Schimmelpilze oder Tierhaare in Frage. Ferner können körperliche Belastungen wie Laufen oder anderer Sport, aber auch psychische Einflüsse wie Lachen, Freude, Aufregung, Ärger oder Traurigkeit Atemnot auslösen.

Natürlich dürfen Umweltverschmutzungen wie Industrie- und Autoabgase nicht unerwähnt bleiben. Nach neueren Erkenntnissen tragen besonders Stickoxide, Ozon und Feinstaub aus dem motorisierten Verkehr dazu bei.

Wir müssen aber insbesondere auf den »Smog-Alarm« durch das Rauchen in Innenräumen immer wieder hinweisen. Rauchen ist der mit Abstand wichtigste Umweltschadstoff, der sich auf das Asthma Ihres Kindes nachhaltig negativ auswirkt. Deshalb kommt es bei Kindern, die passiv rauchbelastet sind, doppelt so häufig zu asthmatischen oder auch allergisch bedingten anderen Beschwerden (siehe Seite 115/116).

Fernen haben Sie als Eltern oft erfahren, dass das Asthma Ihres Kindes auch abhängig vom Wetter auftritt. Bei manchen Kindern führt klare Kaltluft zu Atemnot, andere wiederum husten und pfeifen bei nebligtrübem Wetter, wieder andere bei schwül-warmem Wetter. Nicht selten ist das Asthma Ihres Kindes in seiner Intensität abhängig von der Jahreszeit. So geht es Pollenasthmatikern besonders dann schlecht, wenn herrliches Sommerwetter mit luftiger Brise vorherrscht.

Gemäß den verschiedenen Auslösern können wir unterschiedliche Asthmaformen unterscheiden:

- **Infektasthma** beginnt häufig mit einer einfachen Erkältung oder einem grippalen Infekt. Trotz angemessener Behandlung heilen diese nicht richtig aus und führen zunächst zu einem über Wochen und Monate andauernden Reizhusten, teilweise auch zu hartnäckigen Atemwegsverschleimungen mit pfeifender Atmung. Es entwickeln sich regelrechte asthmatische Beschwerden, welche sowohl bei körperlicher Belastung, aber auch im Ruhezustand auftreten können.

- Das **allergische Asthma** ist eine sehr häufige Asthmaform bei Kindern und Jugendlichen. Hier wirken die eingeatmeten Umweltallergene und lösen die Überempfindlichkeit des Bronchialsystems erneut aus. Um Missverständnissen vorzubeugen, möchten wir erwähnen: Die Allergie ist nicht ein Mangel, sondern ein Überschuss an körpereigener Abwehr!

- Das **Belastungsasthma** tritt im Kindes- und Jugendalter mitunter auch ohne sonstige Asthmaformen auf. Insbesondere kontinuierliche Anstrengungen, wie intensives Laufen ohne Pause, führen zu Hustenreiz bis hin zu Pfeifen und Atemnot.

Wir möchten betonen, dass die meisten Kinder ein »gemischtes Asthma« haben, das aus einer Kombination der oben beschriebenen Formen besteht. Ferner gibt es ca. ein Drittel aller Kinder, die zwar Asthma, aber **keine** bislang erkennbare Allergie haben.

Wie können Sie die Warnsignale oder Asthmabeschwerden Ihres Kindes erkennen?

Asthmasignale und -beschwerden sind sehr unterschiedlich: Sie können z.B. lediglich ein ständiges Hüsteln bei Belastung oder Rauchkontakt sein. Oder Ihre Kinder weisen eine auffallende Körperhaltung auf, in dem sie mit hochgezogenen Schultern und eingezogenem Hals sitzen und atmen, dabei die Hände aufstützen. Bei manchen Kindern wiederum gibt es heftige Hustenanfälle, manchmal bis hin zum Erbrechen. Oder akute Atemnot, bei der die Lunge völlig »still« ist, sodass auch ein Arzt beim Abhorchen kein Atemgeräusch hört! Das Pfeifen oder Giemen mit verlängerter Ausatmung ist meist auch ohne Stethoskop hörbar. Manche Kinder husten beim Eisessen oder beim Trinken kalter Getränke oder auch beim Lachen. Wiederum hüsteln manche Kinder ständig, sowohl am Tag als auch oft nachts im Schlaf; oder sie können nur im Sitzen schlafen. Manchmal zeigt sich das Asthma auch nur darin, dass Ihr Kind ständig unausgeschlafen, unkonzentriert oder sogar sehr unruhig ist. Asthma sind demnach nicht nur so genannte »Anfälle«, sondern auch die kleineren Dauerbeschwerden, jeden Tag.

Es wird deutlich, dass ein kindliches Asthma nicht mit einer einheitlichen Elle gemessen werden kann. Auch die Intensität und die Dauer der Beschwerden sind sehr unterschiedlich. Es gibt kurze Minuten oder nur wenige Stunden dauernde Episoden. Bei anderen Kindern hält die Luftnot über mehrere Tage an. Manche Kinder haben monatelang keine normale Atmung, sie leiden an Dauerasthma.

Die Auswirkungen sind oftmals nicht sofort spürbar. Je enger und verkrampfter das Bronchialsystem, desto schlechter kann die Luft bei der Ausatmung abgeatmet werden. Die bereits erwähnte Restluft bleibt vermehrt in den Lungenbläschen und führt zur Lungenüberblähung. Der Asthmakranke spürt die starke Luftnot. Die daraus resultierende Erstickungsangst kann den Krampf der Bronchialmuskulatur verstärken. Insbesondere die Kinder mit dauerasthmatischen Beschwerden oder auch der so genannten »stillen Lunge« sind gefährdet, bei geringfügigen Anlässen in einen Sauerstoffmangel zu geraten und z.B. eine Blaufärbung der Lippen zu entwickeln. Selten kann das Asthma zu plötzlicher Bewusstlosigkeit, zu Atemstillstand mit Todesfolge führen. Aus unserer Erfahrung möchten wir betonen, dass sich bei den meisten Kinder diese Gefahr sehr langsam, aber dafür oft auch verdeckt entwickelt. Besonders gefährdet sind dabei heranwachsende Jugendliche.

Zum Glück sind dauerhafte, bleibende Veränderungen in der Lungenstruktur/Lungenfunktion im Kindes- und Jugendalter extrem selten.

Welche Untersuchungen sind beim Asthma erforderlich?

Trotz aller Mess- und Untersuchungsmethoden ist die **elterliche Beobachtung** unverzichtbar. Aufgrund der Häufigkeit und Schwere der Symptome des Asthmas Ihres Kindes ist die Dauertherapie gemeinsam mit dem Arzt zu steuern.

Zur Klärung einer Asthmasituation gehören **Blutuntersuchungen** (v. a. Blutbild, Immunglobuline = Abwehrsubstanzen). Im Rahmen der Diagnostik sollte bei Ihrem Kind mindestens einmal auch eine **Röntgenuntersuchung** der Lunge und der Kieferhöhlen vorgenommen werden.

Ein weiterer wichtiger Mosaikstein sind **Lungenfunktionsmessungen**. Dabei lässt sich feststellen, ob eine Verengung der großen oder kleinen Bronchien vorliegt. Darüber hinaus kann festgestellt werden, ob eine Überblähung oder so genannte Fesselluft (trapped gas) vorliegt. Diese Lungenfunktionsmessungen erfolgen mit Hilfe spezieller Lungenfunktionsmessgeräte. Nur bei ausreichender Mitarbeit Ihres Kindes können derartige Lungenfunktionsmessungen durchgeführt werden. Lungenfunktionsmessungen stehen am Beginn einer Asthmatherapie. Sie werden auch als Ergänzung zu Ihren elterlichen Angaben zur Überwachung und Steuerung der Dauertherapie immer wieder benötigt.

Die körperliche Belastbarkeit beim Asthma lässt sich über einen **Belastungstest** messen: Dabei wird die Lungenfunktion nach einem 6-minütigen Dauerlauf (möglichst mit Laufband) geprüft. Bei diesem Test erfolgt eine altersentsprechende durchschnittliche Belastung Ihres Kindes.

Wenn allergische Auslöser für das Asthma in Frage kommen, so werden diese über **Hauttestungen** geklärt. Die häufigste Hauttestung ist die **Pricktestung**: Dabei wird ein kleiner Wassertropfen mit Allergeninhalt auf die Haut getropft und durch diese Tropfen hindurch wird die Hautoberfläche eben angeritzt. Der Schmerz ist für Ihr Kind nicht stärker als ein sanfter Stecknadelpiek.

Ein **RAST/CAP-Test** (die Untersuchung von allergischen Abwehrkräften im Blut) ist nur erforderlich, wenn der Hauttest nicht durchführbar ist, wie z. B. bei einer schweren Neurodermitis oder wenn Ihr Kind so klein ist, dass Hauttests Angst auslösen können.

Der endgültige Beweis dafür, ob das Allergen wirklich das Asthma auslöst, lässt sich über eine so genannte **Provokationstestung** führen. Es handelt sich um die Überprüfung der Bronchialschleimhautreaktion auf das einzelne Allergen. Es ist möglich, dass Ihr Kind innerhalb von 24 Stunden auf eine derartige Provokation eine asthmatische Reaktion zeigt. Dies ist der Grund dafür, dass eine Lungenprovokation nur im Krankenhaus durchgeführt werden sollte.

Eine Lungenprovokationstestung ist nur selten erforderlich, z. B. wenn über eine Hyposensibilisierung nachgedacht werden muss und die Testung an der Schleimhaut (z. B. der Nase) kein Ergebnis erbracht hat (s. S. 128).

Das Ausmaß der bronchialen Reizbarkeit bei Ihrem Kind (Hyperreagibilität, s. S. 102) kann ebenfalls mit Hilfe der Lungenfunktionsuntersuchung geklärt werden. Es wird dabei mit Substanzen provoziert, die die Bronchialschleimhaut zu einer Asthmareaktion veranlassen (Histamin, Metacholin, Kaltluft). Je weniger Reizstoff nötig ist, desto ausgeprägter ist die Hyperreagibilität, somit auch die Asthmaproblematik.

Für die Gesamtbeurteilung des Asthmas bei Ihrem Kind ist es notwendig, die verschiedenen Auslöser, die die Reizbarkeit steigern oder auch Asthmabeschwerden auslösen, zu klären. Die Behandlung des Asthmas muss sich für Ihr Kind nach drei Dingen richten.

1. Beschwerden, die Sie als Eltern bemerken.
2. Das Ausmaß der Hyperreagibilität.
3. Kenntnis der verschiedenen Auslöser.

Die Behandlung

Die Behandlung des Asthma bronchiale beruht auf drei Säulen:

- Zum Ersten auf der Vermeidung von Auslösern und der Verringerung des Einflusses von Auslösern.
- Zum Zweiten auf der Dämpfung der chronischen Entzündung durch eine Dauerbehandlung und
- zum Dritten auf der Behandlung von Beschwerden, die trotz der Dauertherapie und der Auslöservermeidung auftreten.

Das Meiden von Auslösern führt dazu, dass das Regenfass nicht mehr so voll ist. Auch die Dämpfung der chronischen Entzündung durch eine Dauerbehandlung hat das gleiche Ziel. Die Behandlung von Beschwerden, die trotz Dauertherapie und Auslöservermeidung auftreten, ist letztendlich das Behandeln des überlaufenden Fasses.

Vorbeugung/Meidung von Auslösern

Der erste und wichtigste Schritt bei jeder Form der Asthmatherapie ist die weitgehende Vermeidung möglicher oder bekannter Auslöser sowie schädlicher Einflüsse auf das hyperreagible Bronchialsystem (s. S. 108).

Was können Sie als Eltern vorbeugend tun?

Zunächst einmal ist die Erkenntnis wichtig, dass für Kinder eine bestimmte Anzahl an Erkältungen durchaus normal ist (im Vorschulalter 6–8 Erkältungen pro Jahr). Eine Abwehrschwäche besteht demnach nicht.

Da die **Infektauslösung** eine der häufigsten Ursachen des Asthmas darstellt, ist es sinnvoll, *infektvorbeugende* so genannte »abhärtende« Maßnahmen durchzuführen. Hierzu gehören Wechselduschen, Kneippsche Anwendungen (möglichst täglich) oder auch ein regelmäßiger Saunabesuch (einmal die Woche). Entscheidend ist sowohl beim Wechselduschen als auch bei der Sauna der extreme Temperaturwechsel, der letztendlich die »Abhärtung« bewirkt.

Beim Saunabesuch sollten Sie darauf achten, dass keinerlei Aufgüsse durchgeführt werden. Sofern keine Herzerkrankung vorliegt, bestehen für Asthmatiker keine Bedenken gegen einen Saunabesuch, egal wie alt Ihr Kind ist. Durch diese Maßnahmen sind ähnliche infektvorbeugende Effekte zu erreichen wie z. B. durch einen Aufenthalt an der Nordsee.

Zur Senkung der Infekthäufigkeit gehört auch, dass die Schlafraumtemperatur möglichst nicht über 16° C und die Wohnraumtemperatur nicht über 20° C gehalten werden. Der Aufenthalt in frischer Luft hat für Ihr Kind ebenfalls vorbeugende Wirkung gegen Infektionen.

Ein häufiger Grund für Infekte sind Hallenbadbesuche. Achten Sie darauf, dass sowohl vor als auch nach dem Bad möglichst Wechselduschen vorgenommen werden. Außerdem sollte Ihr Kind nach dem Baden unbedingt die Haare fönen. Sie werden aber nie alle Infekte bei Ihrem Kind verhindern können. Vielleicht ist es an dieser Stelle auch wichtig zu wissen, dass Infekte ein »natürliches« Training für die Körperabwehr (Immunität) des Kindes bedeuten.

Tiere begünstigen, wenn sie im Haus oder in der Wohnung gehalten werden, das Entstehen von Allergien. Somit ist es erforderlich, dass Sie im Sinne einer allgemeinen Vorbeugung auf eine **Tierhaltung** im gesamten Wohn- und Spielbereich grundsätzlich verzichten. Durch diesen Verzicht können Sie ganz entscheidend das Entstehen neuer Allergien verhindern. Auch wenn jetzt, zum gegenwärtigen Zeitpunkt, ein Allergietest auf Tierhaare negativ ist, so gibt es leider keine Garantie, dass nicht doch noch eine Tierhaarallergie als Auslöser mit dazu kommt.

Solange eine Tierhaarallergie noch nicht vorhanden ist, kann Ihr Kind durchaus befreundete Kinder oder Verwandte, die im Haushalt Tiere haben, oder auch einen Zoo oder Zirkus besuchen. Eine Tierhaltung außerhalb des Wohnbereiches ist in getrennten Stallungen vertretbar.

Zur Vorbeugung und Behandlung einer **Milbenallergie** gehört die Durchführung einer so genannten *Sanierung*. Es genügt meist, das Zimmer Ihres Kindes (Schlaf- und Spielbereich) nach den Gesichtspunkten auszurichten, die auf dem entsprechenden Merkblatt (s. S. 117) angefügt sind. Durch diese Maßnahmen lässt sich eine Verringerung der Milbenzahl erreichen. Für eine allergische Reaktion auf Milbenkot (der Kotstaub löst die Allergie aus, nicht die Milbe selbst) ist es erforderlich, dass eine bestimmte Mindestmenge an Kot bzw. Milben im Staub enthalten sind. Ein milbenfreies Wohnen ist für niemanden möglich, da die Milben davon leben, dass sie menschliche Hautschuppen als Hauptnahrungsmittel verzehren. Durch die so genannte Sanierung können Sie aber die Anzahl der Milben und damit die Menge des Milbenkots positiv beeinflussen.

Je nach Schwere des Asthmas ist es durchaus möglich, dass es auch bei einer vorhandenen Milbenallergie für Ihr Kind ausreichend ist, neben der Sanierung eine regelmäßige Inhalation durchzuführen. Somit kann oft auf eine Hyposensibilisierung (s. S. 128) verzichtet werden.

Derzeit wird vielerorts empfohlen, mit ACAROSAN Teppich, Möbel und Matratzen zu behandeln. Eine günstige Wirkung dieses chemischen Präparates auf die Allergie ist bisher, insbesondere für die Matratzen, nicht sicher nachgewiesen. Im Vergleich zu einer regelmäßigen und gründlichen Reinigung gemäß den Sanierungsempfehlungen, inklusive Matratzenhüllen, bringt ACAROSAN keine weitere Besserung. Bei nachgewiesener Milbensanierung sollten allerdings die Matratzen unbedingt mit einer Spezialhülle umhüllt werden (»Encasing«). Diese Hüllen kosten zurzeit ca. 300 DM. Die Kosten dafür werden derzeit von einzelnen Kassen freiwillig erstattet (manchmal auch nur teilweise übernommen). Bitte fragen Sie Ihren Kinderallergologen, welche der derzeit auf dem Markt befindlichen Matratzenhüllen wirklich effektiv und tauglich sind und zudem auch über eine lange Lebensdauer verfügen.

Für den Schlafbereich sind *Pflanzen* ebenfalls sehr ungünstig, da sie immer **Schimmelpilze** enthalten. Gleiches gilt auch für Luftbefeuchter und Luftfilter, die sich praktisch immer besiedeln und keine entscheidende Besserung des Allergenmilieus erbringen. Zudem sind solche Geräte recht teuer. Eine hohe Luftfeuchtigkeit ist zudem bei Asthma bronchiale und bei Allergien ungeeignet.

Wenn Ihr Kind eine **Pollenallergie** hat, so ist es ratsam, den Polleninformationsdienst zu verfolgen und während des Pollenfluges die Fenster, spätestens nachts zwischen 24.00 Uhr und 2.00 Uhr, zu schließen. Bei sehr starkem Pollenflug sollte Ihr Kind vor dem Zubettgehen die Haare noch einmal waschen.

Ein weiterer, ganz zentraler Punkt bei der Asthmaauslösung ist der **Tabakrauch**. Unfreiwillig eingeatmeter Tabakrauch ist der für den Menschen gefährlichste Schadstoff im Wohnbereich. Das passiv mitrauchende Kind oder der Jugendliche atmet selbst bei einer starken Verdünnung des Tabakstromes sehr hohe Mengen hochgiftiger Rauchinhalationsstoffe (insbesondere Stickoxide, Schwefeldioxid und Formaldehyd) ein. Dies gilt auch für nur eine Zigarette.

Viele verschiedene Schadstoffe des Tabakrauches (insbesondere Stickoxide und das Formaldehyd), führen bei einem vorhandenen Asthma zu einer zusätzlichen und dauerhaften Reizung des übererregbaren Bronchialsystems (siehe Seite 102).

Wissenschaftliche Untersuchungen zeigen, dass passive Rauchbelastungen die Rate an Allergien um das Doppelte ansteigen lassen. Die Asthmabeschwerden in Familien mit Rauchern sind doppelt so häufig nachweisbar wie in Familien, in denen nicht geraucht wird.

Zahlreiche Innenraummessungen (z. B. in Autos) haben ergeben, dass die Belastungskonzentrationen für Passivraucher so hoch sind wie bei einem Smogalarm!

Insbesondere bei Säuglingen und Kleinkindern, die passiv rauchen, können Cotinin-Konzentrationen (Cotinin ist ein Stoffwechsel-Abbauprodukt des Nikotins) im Blut in einer Höhe nachgewiesen werden, wie sie bei Stark-/Kettenrauchern zu finden sind!

Ohne es zu wollen, muss der »Passivraucher« somit ein beträchtliches Gesundheitsrisiko mittragen. Dies wirkt sich noch gravierender bei kindlichen/jugendlichen Passivrauchern aus, da diese ohnehin einen empfindlicheren Organismus haben.

Zudem ist es sehr widersprüchlich, auf der einen Seite Medikamente gegen das Asthma zu geben und auf der anderen Seite mit dem Rauchen Asthmasymptome zu fördern. Dies hat den Effekt wie bei einem Auto, bei dem Sie zugleich auf Gas und Bremse treten würden.

Sie als Eltern sollten Ihre Kinder vor jeglicher Rauchbelastung schützen. Dies trägt direkt zu einer Verminderung des Medikamentenbedarfes bei. Unter Umständen sind klare Absprachen mit Besuchern/Verwandten über diese »Spielregeln« zu führen.

Schlussfolgerung: Die beste Lösung ist, dass Sie als Eltern – sofern Sie rauchen – das Rauchen aufgeben. Die zweitbeste Lösung ist das Einrichten von rauchfreien Zonen für Ihr Kind. Dieses bedeutet, dass nur noch in extra Zimmern (Raucherzimmern), auf Terrassen oder auf Balkonen geraucht werden sollte. Dies bedeutet auch, dass in Autos grundsätzlich nicht geraucht werden darf, wenn Ihr Kind dabei ist!

Maßnahmen bei Hausstaub-milbenallergie

Im Schlafzimmer und Spielbereich des Kindes/Jugendlichen

1. Matratzen sollten nicht aus Rosshaar oder anderen tierischen Mate-rialien bestehen, Betten und Kopfkissen aus Kunstfaser. Für die Be-züge ist Leinen oder glatte Baumwolle (nicht Frottee, nicht Biber) zu wählen. Tagsüber Matratzen ausgiebig lüften; Oberbett nicht auf der Matratze liegen lassen. Ein Absaugen der Matratze ist bei einer kom-pletten Umhüllung (so genanntes Encasing) nicht nötig.
Zu vermeiden sind unbedingt: Daunen- und Federbetten, Schafwoll-und Kamelhaardecken, Tierfelle.

2. Die beste Möglichkeit für eine Verringerung der Milben besteht ne-ben einer Änderung der Matratze in einer Umhüllung der Matratze (Encasing). Es gibt verschiedene gute Matratzenumhüllungen auf dem Markt, auch mit guter Wasserdampfdurchlässigkeit, Preis ca. DM 250,– bis 350,–. Viele Krankenkassen übernehmen die Kosten, zu-mindest anteilig.

3. Einmal pro Quartal muss die Matratzenhülle gewaschen werden.

4. Die Bettwäsche sollte wöchentlich gewaschen werden, möglichst bei 95° C. Die Inletts sollten mindestens bei 60° C einmal alle 8–12 Wo-chen gewaschen werden. Befinden sich im Schlafzimmer des Patien-ten weitere Betten, so müssen diese auf die gleiche Weise ausgestat-tet sein. Falls dies nicht möglich ist, sind die anderen Betten so weit wie möglich vom Bett des Patienten entfernt aufzustellen.

5. Kuscheltiere dürfen im Kinderzimmer verbleiben, sofern sie bei min-destens 60°C waschbar sind. Außerdem empfiehlt es sich, die Ku-scheltiere zuerst für mindestens 10 Minuten in einem Trockner bei 90–100° C zu trocknen und anschließend zu waschen.

6. Keine Topfblumen im Schlafzimmer und keine Luftbefeuchter, um Schimmelpilze zu vermeiden.

7. Teppichböden müssen komplett entfernt werden. Möglichst glatter Fußboden (Kork, Holz, Linoleum, PVC, Fliesen). Das Entfernen von Milben aus Teppichböden ist auch durch intensivstes Staubsaugen kaum möglich.

Elternteil

In der ganzen Wohnung, zusätzlich natürlich auch im Schlaf- und Spielbereich

1. Alle »Staubfänger« sind aus der Wohnung zu entfernen.
2. Alle Gardinen und Vorhänge sollten aus leicht waschbarem Material sein.
3. Bei Polstermöbeln und -kissen sind Kunststofffüllungen und glatte Bezüge zu bevorzugen. Von sehr alten Polstermöbeln muss man sich eventuell trennen (evtl. neu polstern).
4. Das Saubermachen hat durch feuchtes Wischen zu erfolgen, wobei durch Lüften für ein rasches Austrocknen zu sorgen ist. Trockene Tücher, Besen und Bürsten dürfen nicht benutzt werden.
5. Bettenmachen, Teppichklopfen und ähnliche Tätigkeiten, bei denen es zu starker Staubentwicklung kommt, dürfen nicht vom Patienten ausgeführt werden.
6. Das Halten von Haustieren in der Wohnung ist zu vermeiden.
7. Sämtliche Heizkörper sind vor Beginn der Heizperiode von Staub zu befreien.
8. E-Speicherheizungen dürfen nur ohne Gebläse benutzt werden, andernfalls sind sie zu entfernen. Das Gleiche gilt für Kohleöfen (Ersatz: Ölradiatoren).
9. ACAROSAN hat keinen besseren Effekt als gründliches Reinigen (s. S. 115). Bei Einsatz für die Matratze bewirkt es überhaupt keine Milbenverringerung. Mögliche Nebenwirkungen beim Langzeiteinsatz sind bisher nicht bekannt. Zurzeit wird ACAROSAN von uns deswegen nicht empfohlen.

Medikamente

Für die Asthmabehandlung brauchen wir Ärzte nur wenige Medikamente. In kombinierter Form werden sie sowohl für die Akutbehandlung des Asthmaanfalls als auch für die Dauertherapie eingesetzt.

Es gelten zwei Überlegungen für die **Dauertherapie**.

1. Ein Zuwenig an Behandlungsmaßnahmen ist für Ihr Kind weitaus gefährlicher als ein Zuviel. Ein Zuwenig kann bedeuten, dass Dauerschäden an der Lunge entstehen können, oder dass das Risiko lebensbedrohlicher oder sogar tödlicher Kombinationen durch einen Asthmaanfall erhöht wird. Zudem ist die augenblickliche Lebensqualität Ihres Kindes durch wiederholte Luftnot entscheidend beeinträchtigt.

2. Die zweite Überlegung betrifft das Ziel der Asthma-Dauertherapie. Die Dauertherapie soll Ihrem Kind eine **vollständige Beschwerdefreiheit** in seinen unterschiedlichen Lebenssituationen ermöglichen (Schule, Sport, Schlaf, Geburtstagsfeiern usw.). Dies bedeutet, dass Ihr Kind sich im Alltag genauso aktiv betätigen können soll wie alle anderen Kinder. Auch dies ist ein wesentlicher Bestandteil der augenblicklichen Lebensqualität.

Im Folgenden werden die verschiedenen Medikamente mit ihren wesentlichen Wirkungen und Nebenwirkungen dargestellt.

Vorbeugende Medikamente

Dinatrium-Cromoglycicum = DNCG *(z.B. in Intal, DNCG, Diffusyl, Pulbill, Pädiacrom usw.)*. Es handelt sich um eine Substanz, die bei einmaliger Gabe nach 30 Minuten ihre Wirkung entfaltet; die Wirkungsdauer beträgt etwa 6–8 Stunden. Die Substanz verhindert das Freisetzen von Vermittlern (Mediatoren, s. S. 102) aus den Mastzellen, hemmt somit die chronische Entzündung. Dadurch wird die Hyperreagibilität gesenkt und Asthmabeschwerden werden verhindert.

Dieses Präparat ist nur vorbeugend wirksam, also wirkungslos im Asthmaanfall. Wegen der Wirkungsdauer muss es mindestens dreimal täglich inhaliert werden. Es wirkt gut bei allergischem Asthma und bei Belastungsasthma und ist nebenwirkungsfrei.

Cortison

Cortison ist ein lebensnotwendiges Hormon, das jeder Mensch in seiner Nebenniere produziert. Ohne Cortison kann der Mensch nicht überleben! Es ist also ein unverzichtbares und nicht schädliches Hormon.

Cortisonähnliche Medikamente, als medizinisch verordnete Präparate, werden entweder für den akuten Asthmaanfall eingesetzt oder aber in der Dauertherapie.

Solange Cortison nicht länger als eine Woche gegeben wird, kommt es als Nebenwirkung nur zu einer leichten Unterdrückung der körpereigenen Hormonregulation, die subjektiv nicht erlebt wird und sich nach Absetzen sofort wieder normalisiert. In Asthmaanfallssituationen ist das Cortison neben den bronchienerweiternden Mitteln (Betamimetika) das für Ihr Kind wichtigste und eventuell sogar lebensrettende Medikament.

Wenn Cortison in der Dauertherapie eingesetzt wird, kann es zu Nebenwirkungen (siehe weiter unten) kommen. Das Risiko für diese Nebenwirkungen und auch das Ausmaß hängen davon ab, ob eine bestimmte Menge an Cortison täglich überschritten wird. Diese Grenze wird als Schwellendosis bezeichnet. Ein Überschreiten dieser Schwellendosis ist in der Asthma-Dauertherapie nur sehr selten notwendig.

Der Körper hat seinen eigenen Tag-Nacht-Rhythmus für das Cortison. Es ist sinnvoll, die Tablettengabe in der Dauerbehandlung diesem körpereigenen Rhythmus anzupassen: Der optimale Zeitpunkt der Tabletteneinnahme liegt morgens zwischen 6.00 und 8.00 Uhr.

Wenn eine Cortison-Tabletten-Therapie als Dauerbehandlung notwendig ist, so wird dies mit Ihnen ausführlich besprochen und das Verhältnis von Nutzen und Risiko gemeinsam sorgfältig überlegt. Auch die Überwachung der Dauertherapie sollte in enger Abstimmung zwischen Ihnen und Ihrem Arzt im Rahmen regelmäßiger Kontakte erfolgen.

Zusammenfassend ist es für Sie wichtig zu wissen, dass das Cortison ein körpereigenes Hormon ist und die gefürchteten Nebenwirkungen erst ab einer bestimmten Schwellendosis und einer bestimmten Zeitdauer eintreten können. Diese möglichen Nebenwirkungen können Gewichtszunahme, vermehrter Haarwuchs, Wachstumsstörungen, Knochenentkalkungen, Störungen der körpereigenen Regulation, Nebenwirkungen im Augenbereich sein.

Cortison gibt es in 2 *verschiedenen Formen* für die Asthmabehandlung:

- **Cortison-Sprays sowie Cortison-Pulver-Inhalatoren** (z. B. *Flutide, Pulmicort, Inhacort, Beclometason*) enthalten ein chemisch verändertes Cortisonmolekül, sodass die entzündungshemmende Wirkung in der Bronchialschleimhaut erhalten bleibt, die Nebenwirkungen auf den Körper aber praktisch fortfallen. Nur ein extrem kleiner Teil des inhalierten Präparates gelangt in die Blutbahn und wird sofort in der Leber abgebaut; diese kleine Menge und dieser kurze Zeitraum ermöglichen es, dass es nicht zu den oben erwähnten Nebenwirkungen kommt.

Mitunter tritt bei regelmäßiger Sprayinhalation Heiserkeit auf, die nach Absetzen des Medikamentes wieder vollständig verschwindet. Sehr selten kann es zu einer Pilzbesiedlung der Mundhöhle kommen. Wenn Ihr Kind regelmäßig die Mundhöhle nach dem Spraygebrauch ausspült, kann diese Pilzbesiedlung verhindert werden.

Eine Erhöhung der Cortisonspray-Wirkung und eine gleichzeitige Verringerung der Nebenwirkungen wird durch den Einsatz der Inhalationshilfe (Nebulator, Volumatic usw.) erreicht. Deshalb darf nur mit derartigen Inhalationshilfen der Cortisonspray benutzt werden. Dieses gilt nicht für den Autohaler.

Cortison in Sprayform hat keine akute Wirkung auf die Bronchialschleimhaut. Erst nach 5–7 Tagen Dauertherapie ist die volle Wirkung gewährleistet. Die Hauptwirkung besteht in einer drastischen Senkung der Übererregbarkeit der Bronchialschleimhaut durch Hemmung der chronischen Entzündung. Für einen akuten Asthmaanfall ist der Spray in der Therapie ungeeignet. Er hat seinen ausschließlichen Stellenwert in der Dauerbehandlung.

Als Alternative zur Sprayform gibt es verschiedene Pulverinhalatoren. Nach derzeitigen Erkenntnissen sind dabei der **Turbohaler, Diskhaler und Novolizer** in der Wirkung den Sprays vergleichbar. Beide können nur dann eingesetzt werden, wenn Ihr Kind genügend einatmen kann (je nach Pulverinhalator ab dem 5. bis 8. Lebensjahr). Bei Ihrem Arzt kann überprüft werden, ob Ihr Kind ausreichend gut für einen Pulverinhalator einatmen kann.

- **Cortison in Tablettenform** (z.B. *Decortin, Prednisolon)* wirkt erst nach 30–120 Minuten schleimhautabschwellend und entzündungshemmend. Es verbessert zudem die Wirkung der bronchienerweiternden Medikamente, insbesondere der Betamimetika.

Leukotrien-Antagonisten (Montelucast)

Montelucast (*Singulair*) ist eine in den letzten Jahren völlig neu entwickelte Wirksubstanz. Montelucast verhindert/blockiert die Wirkung eines der wichtigsten Botenstoffe bei der chronischen Entzündung. Leider werden durch diese Substanz viele andere Botenstoffe nicht in ihrer Wirkung blockiert. Das führt dazu, dass das Medikament bei einigen Kindern (insbesondere bei ausgeprägtem Belastungsasthma) sehr gut wirkt und bei anderen keine Wirkung zeigt.

Montelucast wird in Form einer Kautablette eingenommen: Die Tablette wird abends gekaut und dann herunter geschluckt. Bisher sind keine nennenswerten Nebenwirkungen beobachtet worden.

Bronchialerweiternde Medikamente

- **Betamimetika** (z. B. *Sultanol, Bronchospasmin, Bricanyl, Berotec, wie auch Bronchospray* usw.) sorgen in Form von Sprays oder Inhalationstropfen für eine rasche und wirkungsvolle Bronchialerweiterung und Schleimlösung. Betamimetika gibt es in kurz wirksamer Form (ca. 4 Stunden) sowie lang wirksamer Form (ca. 12 Stunden).

Die Dosierung der **kurz wirksamen Betamimetika** beträgt in der Regel 1 Tropfen pro Lebensjahr, maximal 10 Tropfen (für Säuglinge und Kleinkinder mindestens 4 Tropfen als Einzeldosis). Bei akuten Atembeschwerden kann diese Dosis bereits nach 10 Minuten wiederholt werden (siehe S. 127, Asthmaanfall). Die Inhalationstropfen ermöglichen ein langsames Inhalieren bei gleichzeitiger inhalativer Schleimlösung (siehe oben). Der Spraygebrauch ist in allen Situationen möglich, auch beispielsweise beim Autofahren, Spazierengehen oder auf dem Sportplatz. Der Nachteil der Sprays lag bisher darin, dass als Treibgas noch FCKW notwendig war und sehr stark eingeatmet werden musste. In den neuen Sprays ist kein FCKW mehr enthalten.

Je jünger Ihr Kind, desto intensiver muss die Sprayhandhabung eingeübt werden (siehe Kinderteil, S. 56), gegebenenfalls muss auch ein Spacer eingesetzt werden.

Die **lang wirksamen Betamimetika** haben eine Wirkdauer von 12 Stunden und werden in der Dauertherapie eingesetzt, auch wenn sie die chronische Entzündung der Bronchialschleimhaut (und damit die Hyperirritabilität) nicht dämpfen.

Für den Asthmaanfall sollen grundsätzlich die kurz wirksamen Betamimetika (4 Stunden) und nicht die lang wirksamen Betamimetika eingesetzt werden.

Der **Nachteil** der Betamimetika bei zu häufiger Einnahme liegt in einem möglichen Nachlassen der Wirkung, sodass bei Ihrem Kind dann im Anfall das wichtigste Asthmamedikament unzureichend wirkt. Den genauen Einsatz und auch die Zeitabstände müssen Sie deshalb mit Ihrem Arzt besprechen.

Mögliche Nebenwirkungen der Betamimetika bestehen in Muskelzittern sowie beschleunigtem und sehr kräftigem Herzschlag. Diese Nebenwirkungen sind harmlos, können allerdings unangenehm sein. Nach Absetzen des Medikaments verschwinden sie sofort. Schäden an Muskeln und Herz entstehen nach heutigem Wissen nicht.

- **Atrovent** wirkt ähnlich erweiternd wie Betamimetika, jedoch sehr viel langsamer und schwächer. Es kann sowohl im Asthmaanfall als auch in der Dauertherapie eingesetzt werden und ist, wie auch die Betamimetika, mit allen anderen inhalativen Präparaten frei mischbar.

Die Dosierung beträgt für alle Altersgruppen 10 bis 20 Tropfen als Einzelgabe. Von diesem Medikament gibt es außer gelegentlicher Mundtrockenheit keinerlei Nebenwirkungen.

Kombinationspräparate

Es gibt nur wenige fertige Kombinationspräparate, die für die Asthmatherapie sinnvoll sind:

- Es handelt sich erstens um eine Kombination von kurz wirksamem Betamimetikum mit DNCG (z. B. *Aarane, Allergospasmin, Ditec usw.*). Diese Kombination ist sinnvoll bei der Anwendung vor sportlicher Aktivität Ihres Kindes.
- Eine zweite Kombination ist die von inhalativem Cortison mit lang wirksamem Betamimetikum (z. B. *Viani* usw.). Diese Kombination kann dann sinnvoll sein, wenn die Dosis des inhalativen Cortisons bzw. lang wirksamen Betamimetikums über viele Monate hinaus nicht verändert und eine Vereinfachung der Dauertherapie erreicht werden soll.

Theophylinpräparate sind bronchienerweiternde Medikamente, die in der Akuttherapie mit sofortiger Wirkung als Tropfen (z. B. *Solosin*-Tropfen) oder als intravenöse Gabe gegeben werden. Daneben gibt es auch langsam wirkende Präparate (z. B. *Euphyllin Retard, Pulmidur, Bronchoretard* usw.), die der Dauertherapie vorbehalten sind und in Tabletten- bzw. Kapselform eingenommen werden. Die Bedeutung der Theophyllin-Langzeitpräparate ist in den letzten Jahren wegen der Nebenwirkungsprobleme deutlich zurückgegangen.

Die Zäpfchengabe ist unangenehm und bringt keine Vorteile; der Übertritt des Medikaments in die Blutbahn ist zu ungenau.

Die Dosis für die Akuttherapie (also die Tropfenform) ist im Asthma-Anfallsplan Ihres Kindes fest vorgegeben und darf nicht überschritten werden, da es sonst zu unkontrollierbaren Nebenwirkungen kommen kann.

Vorsicht gilt auch für die Dauertherapie. Die Theophyllinpräparate werden in der Dauertherapie regelmäßig geschluckt, in der Regel morgens und abends beim Essen. Einmal im Vierteljahr muss eine Blutspiegelkontrolle erfolgen, 3–4 Stunden nach der morgendlichen Einnahme, damit sichergestellt ist, dass das Medikament im Wirkbereich ist. Auf der anderen Seite wird damit gewährleistet, dass es nicht durch Überdosierung zu einer unnötigen Nebenwirkung durch das Medikament kommt.

Mögliche Nebenwirkungen, die zum Teil sehr unangenehm sind und sogar zu einem Absetzen des Medikamentes führen können, sind Zittern, Kopfschmerzen, Magenschmerzen, erhöhter Puls, Schlafstörungen, Erbrechen. Die Nebenwirkungen am Magen lassen sich durch Einnahme zu den Mahlzeiten meist verhindern und verschwinden nach Absetzen des Medikamentes.

Maßnahmen zur Schleimlösung (Sekretolyse)

- Schleimlösende Maßnahmen sind bei jeglichem Infekt der Luftwege und bei Husten schon frühzeitig durchzuführen, weil durchaus asthmatische Symptome verhindert werden können.
- Kinder bis zu 10 Jahren sollen 2 Liter, Kinder über 10 Jahre 3 Liter *Flüssigkeit* am Tag zu sich nehmen. Heiße Getränke fördern die Sekretolyse zusätzlich.
- Brustwickel (s. S. 132) ein- bis zweimal täglich.
- Die *Inhalation von Kochsalzlösung* über das Inhaliergerät wirkt ebenfalls schleimlösend und ist völlig nebenwirkungsfrei. Die Infekthäufigkeit wird so zugleich herabgesetzt.
- Auch *bronchialerweiternde Medikamente* (wie z. B. die Betamimetika, s. S. 122) sorgen für eine verbesserte Schleimlösung und einen rascheren Abtransport. Bei dieser Medikamentengruppe steht jedoch der Effekt der raschen Bronchialerweiterung im Mittelpunkt.

Antihistaminika

z. B. *Zatiden, Zyrtec, Lisino, Telfast, Allergodil* usw. wirken gegen das Histamin (s. S. 102). Sie schützen vor allergisch ausgelösten Beschwerden, wie auch das DNCG, das weiter unten beschrieben wird. Der Schutz vor dem Belastungsasthma ist wesentlich schlechter als bei dem DNCG, sodass diese Präparategruppe praktisch nicht beim Asthma eingesetzt werden sollte, außer evtl. beim Pollenasthma, wenn das DNCG nicht reicht oder Heuschnupfen auftritt. Ein Nachteil dieser Präparategruppe besteht zudem in den möglichen Nebenwirkungen (Appetitsteigerung, Müdigkeit, Konzentrationsschwächen, Nebenwirkungen auf Blutbild und Leberwerte, Herzrhythmusstörungen).

Weitere Medikamente

Derzeit werden neue Behandlungsmöglichkeiten erforscht, die zum Ziel haben, entweder einzelne Botenstoffe der Entzündung in ihrer Wirkung zu blockieren oder aber auch ganz gezielt die Wirkung der Immunglobuline E, die für allergische Reaktionen verantwortlich sind, zu verhindern. Zurzeit befinden sich diese neu entwickelten Präparate noch in der Erprobung, so dass wir zu diesen neuen Medikamenten noch keine Ausführungen machen.

Therapiehilfsgeräte

(siehe Kinderteil ab Seite 51)

Dauertherapie-Stufenplan

Die zur Dauertherapie notwendigen Medikamente werden stufenweise eingesetzt. Je nach der von Ihnen mitgeteilten Vorgeschichte, nach dem Schweregrad, nach Lungenfunktionsveränderungen und Eindruck durch den Arzt wird gemeinsam mit Ihnen der Umfang der Dauertherapie festgelegt. Die jeweils gewählte Therapiestufe sollte innerhalb von 4–6 Wochen eine eindeutige Besserungstendenz beim Asthma Ihres Kindes herbeiführen.

Wie bereits aufgeführt (s. ab S. 105), ist ein wichtiges Therapieziel für Ihr Kind die völlige Beschwerdefreiheit. Zur Stabilisierung der übererregbaren Bronchien sind lange Zeiträume der Dauertherapie notwendig. Die Verminderung der Entzündung im Bronchialschleimhautbereich erfolgt sehr langsam. Je länger eine solche Beschwerdefreiheit besteht, desto besser gelingt dann das stufenweise Wiederabsetzen der Medikamente.

Eventuell notwendige Erweiterungen der Dauertherapie innerhalb dieses Stufenplanes erfolgen alle 4–6 Wochen nach entsprechendem Besuch bei Ihrem Arzt. Sobald Ihr Kind völlig beschwerdefrei ist, sollte für 4–6 Monate zunächst keine Änderung der Dauertherapie stattfinden. Eine Verringerung des Therapieumfanges, d. h. also ein Herausnehmen einzelner Medikamente oder Verringerung der Dosis erfolgt in Zeitabständen von etwa 6 Monaten und richtet sich nach der gleichbleibenden Beschwerdefreiheit Ihres Kindes.

Viele maßgebende europäische Kinderärzte, die sich speziell mit kindlichem und jugendlichem Asthma beschäftigen, haben diesen Stufenplan aufgrund ihrer Erfahrungen entwickelt.

Zunächst einmal sollen die einzelnen Medikamente in der folgenden Tabelle noch einmal zusammengefasst werden, damit ersichtlich ist, welche für die Akutbehandlung und welche für die Dauerbehandlung zum Einsatz kommen. Die Symbole in dieser Tabelle entsprechen den Symbolen, die auch Ihre Kinder im Rahmen von Schulungskursen lernen (roter Kreis für Akutmedikamente, grünes Viereck für Dauermedikamente). Diese Symbole könnte Sie als Aufkleber auf Sprays, Tablettenschachteln, Tröpfchenflaschen usw. aufkleben, damit Sie und Ihre Kinder sich besser und schneller in der Vielfalt der verschiedenen Medikamente orientieren können.

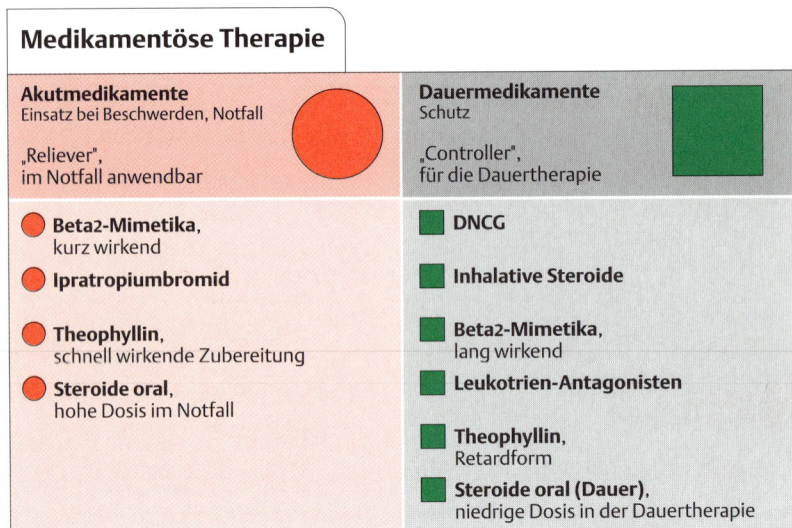

Die folgende Tabelle zeigt den Stufenplan: Der Stufenplan sagt etwas darüber aus, wie viele und welche Medikamente notwendig sind, um Ihr Kind völlig beschwerdefrei zu bekommen. Die Ersteinordnung in eine solche Stufe ergibt sich aus einer Absprache zwischen Ihrem Arzt und Ihnen bzw. Ihrem Kind.

Stufenplan

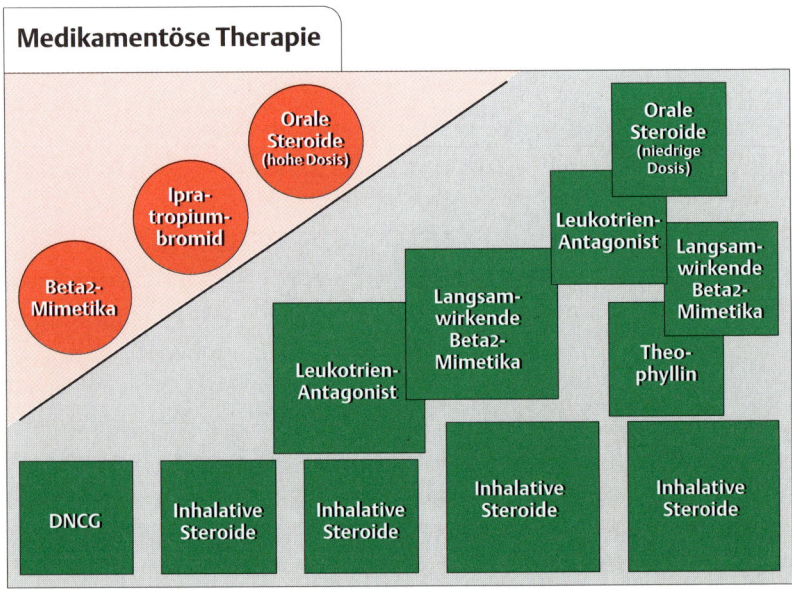

Notfallplan

Asthmaanfall

langsam oder plötzlich einsetzend:
- Luftnot
- Pfeifen
- festsitzender Husten
- Abfall von peak-flow 20%
  unter den Durchschnittswert

1. Stufe

Achte auf Lippenbremse und Kutscher-
sitz/evtl. Hängebauchlage
- .... Tropfen Beta-Mimetikum
  + 20 Tropfen Atrovent in 2 ml DNCG
  oder Kochsalz inhalieren
- oder 2 Hübe Beta-Mimetikum
  (oder 3 Hübe Aarane/Allergospasmin)

Wenn nach 10 Minuten keine Besserung eintritt
(und/oder peak-flow nicht wieder ansteigt):

2. Stufe

Lippenbremse/Kutschersitz
- a. Wiederholen von Beta-Mimetikum
  + Atrovent wie in 1. Stufe
- b. 50/100 mg Prednisolon schlucken
- c. evtl. .... Tropfen Theophyllin
  schlucken in Saft

a + b + c gleichzeitig

Wenn weitere 10 Minuten später keine
Besserung eintritt:

3. Stufe **Arzt**

Lippenbremse/Kutschersitz

- Kinderarzt Tel.: ....

- Klinik Tel.: ....

- Notarzt Tel.: ....

**Ruhe
bewahren**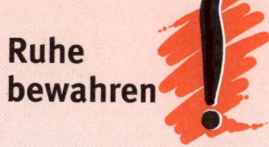

Hyposensibilisierung

Wenn die Vorgeschichte und die ärztlichen Untersuchungen bei Ihrem Kind darauf hindeuten, dass der Asthmaerkrankung eine Allergie mit zugrunde liegt, so kann eine **Hyposensibilisierungs-Behandlung** erwogen werden. Die Behandlung führt meistens dazu, dass aus der zu starken Reaktion (Allergie) wieder eine normale Reaktion wird. Es ist also möglich, die allergische Reaktion auf *ein* Allergen zu senken und damit letztendlich auch den Medikamentenverbrauch Ihres Kindes einzuschränken. Eine Hyposensibilisierung kann sich nur für den allergisch ausgelösten Anteil des Asthmas günstig auswirken, jedoch nicht für die anderen Auslöser.

Vor der Einleitung einer solchen Behandlung müssen 5 Punkte erfüllt sein:

1. Es muss aufgrund Ihrer elterlichen Beobachtung wahrscheinlich sein, dass das Kind auf ein bestimmtes Allergen überhaupt reagiert.
2. Die Beschwerden Ihres Kindes müssen so häufig sein, dass der Einsatz dieser Spritzenbehandlung sinnvoll und vertretbar erscheint.
3. Eine Hyposensibilisierung ist nur notwendig, wenn durch einfache Maßnahmen (Sanierung und/oder regelmäßiges Inhalieren nebenwirkungsarmer Medikamente) die Beschwerden nicht völlig verschwinden.
4. Durch die so genannte Provokationstestung (siehe S. 111) muss der Nachweis erbracht werden, dass die Schleimhaut Ihres Kindes wirklich auch auf diese Testsubstanz reagiert.
5. Ihr Kind und Sie als Eltern müssen nach ausführlicher Aufklärung und Information über diese Form der Behandlung ausdrücklich mit einer Hyposensibilisierung einverstanden sein. Dieser letzte Punkt ist von allen Punkten der für Sie wichtigste.

Bei der Hyposensibilisierungs-Behandlung spritzt der Arzt die Allergene mit einer feinen Nadel unter die Haut des Oberarmes, ca. 3–5 cm oberhalb des Ellenbogens. Das Kind spürt die Injektion kaum und gewöhnt sich sehr schnell daran. Die Mengen werden vorsichtig gesteigert. Die Behandlungsdauer beträgt mindestens 3 Jahre. Zunächst werden Injektionen in wöchentlichen Abständen gegeben. Allmählich verlängern sich diese Zeitabstände auf 4 Wochen. Pollen und Milben dürfen nicht in ein Fläschchen zusammen eingearbeitet werden. In einem Fläschchen dürfen nicht mehr als vier verschiedene Allergene enthalten sein.

Eine Hyposensibilisierung in Tropfenform zum Schlucken (orale Hyposensibilisierung) ist aufgrund bisheriger Erkenntnisse ohne entscheidenden Effekt, somit keine sinnvolle Alternative. Für die Gabe unter die Zunge (sublinguale Hyposensibilisierung) laufen derzeit wissenschaftliche Untersuchungen; erst danach wird zu entscheiden sein, ob die sublinguale Hyposensibilisierung eine Alternative zur Spritzform sein kann.

Da bei der Behandlung allergische Reaktionen auftreten können, müssen Sie mit Ihrem Kind noch eine halbe Stunde nach der Injektion in der Arztpraxis verweilen.

Merkblatt zur Durchführung der Hyposensibilisierung im Kindesalter

*(für Eltern und Ärzte)**

Dosierung des Präparates

Die Hyposensibilisierung wird mit einer Allergenmischung durchgeführt, die Zusammensetzung ist nach Haut- und Provokationstestung zusammengestellt. Den Behandlungssätzen liegen Dosierungsvorschläge bei, die durchschnittliche Dosierungsvorschläge sind. Die Dosierung muss unbedingt **angepasst** werden, wenn zu große Zeitabstände zwischen den einzelnen Injektionen aufgetreten sind oder örtliche bzw. allgemeine Nebenwirkungen sofort oder auch später nach einer Hyposensibilisierungsspritze aufgetreten sind.

TIPP

Bitte berichten Sie immer dem Arzt, der die Hyposensibilisierung durchführt (auch wenn Sie nicht danach gefragt werden), wie die letzte Spritze vertragen wurde und ob irgendwelche anderen Beschwerden, Infekte oder Ähnliches vorliegen, sodass eine Dosierungsänderung erfolgen kann.

Durchführung der Injektionen

Die Injektionen erfolgen subkutan (unter die Haut) am Oberarm, ca. 5 cm oberhalb des Ellenbogens außen. Nach der Spritze muss eine Überwachung von einer halben Stunde in der Praxis erfolgen.

Die Injektionsstelle muss anschließend durch Ihren Arzt beurteilt werden, damit mögliche leichte Nebenwirkungen früh registriert werden können.

Am Tag der Injektion sollten Sport und Sauna unterbleiben.

Schwere Zwischenfälle wurden von uns in den letzten Jahren extrem selten beobachtet. Stärkere Reaktionen am Injektionsort traten in wenigen Fällen auf. Sollte dennoch ein Injektionszwischenfall auftreten, dann weisen wir auf die Maßnahmen hin, die auf dem der Packung beiliegenden Informationsblatt aufgeführt sind.

In der ärztlichen Praxis muss immer eine so genannte Schockapotheke vorhanden sein.

---

* Das Merkblatt ist als Kopiervorlage gedacht.

Die Hyposensibilisierungs-Behandlung kann beim Haus- bzw. Kinderarzt durchgeführt werden, wenn er über spezielle Erfahrung bei der Durchführung einer Hyposensibilisierung verfügt. Sollte Ihr Arzt dies nicht wünschen oder wollen, kann die Hyposensibilisierung auch in einer Asthma- oder Allergie-Ambulanz durchgeführt werden.

Der Arzt selbst soll die Injektionen durchführen.

Begleiterscheinungen, die nach der Injektion dem Arzt **sofort** gemeldet werden müssen:
Niesreiz, rinnende Nase, Augenbrennen, Augenjucken, Husten, Atembeschwerden oder Atemnot, allgemeines Unwohlsein, Schwindel, Schwächegefühl, Juckreiz und/oder Quaddeln an entfernten Hautstellen (z. B. Handteller, Fußsohlen), **Brennen oder Jucken auf der Zunge, im Mund oder Rachenbereich.**

Wird während der Phase der Dosissteigerung eine Konzentrationsstufe nicht gut vertragen (starke lokale Nebenwirkungen, leichte Allgemeinreaktion), dann ist bei der nächsten Injektion die gleiche oder sogar eine verringerte Dosis zu empfehlen.

Dauer der Hyposensibilisierung
Um eine regelmäßige Therapie zu gewährleisten, ist die rechtzeitige Bestellung der Fortsetzungslösung (Stärke 3 bzw. 4, je nachdem, von welchem Hersteller die Lösung stammt) erforderlich. Das Bestellformular liegt in aller Regel der Packung bei.

Alter
Eine Hyposensibilisierung sollte nicht bei Kindern unter 3 Jahren erfolgen.

Extrakte
Bei Pollenextrakten kann entweder vor der Pollenflugzeit oder auch ganzjährig gespritzt werden. Wir führen die Pollenspritzbehandlung ganzjährig durch. Für die ganzjährige Behandlung gilt, dass während des Pollenfluges die Dosis auf 10–30 Prozent der zuletzt gespritzten Menge verringert werden muss. Diese verringerte Dosis wird alle 4 Wochen gespritzt. Nach Ende der Pollenflugzeit kann dann wieder auf die alte Höchstdosis gesteigert werden.

Der Brustwickel. Eine Anleitung zur Verbesserung der Schleimlösung, z. B. bei Infekten der Luftwege

Brustwickel dienen der Schleimlösung. Sie unterstützen somit das Inhalieren. Geeignet sind sie bei Infekten, abklingenden Lungenentzündungen oder **nach** der Akutbehandlung eines Asthmaanfalls.

Für die akute Behandlung des Asthmaanfalls sind sie ungeeignet oder sogar gefährlich.

Material:
2 Duschhandtücher
1 Topf mit Wasser (ca. 2–3 Liter)

Vorbereitung:
1. Die Längsseiten des ersten Duschhandtuches so zur Mitte legen, dass das Tuch die Breite hat, wie der Abstand von der Achselhöhle bis zum unteren Rippenbogen (etwas oberhalb der Nabelhöhle) beträgt. Dann das gefaltete Tuch zu einem Trichter aufrollen, wobei der untere Teil (Trichterspitze) stramm aufgerollt werden muss.
2. Das zweite Duschtuch wie das erste falten und dann von beiden Enden her zur Mitte aufrollen.
3. Topf mit Wasser zum Kochen bringen.

Durchführung:
1. Oberkörper Ihres Kindes frei machen.
2. Das kochende Wasser in das zu einem Trichter geformte erste Handtuch gießen.
3. Das erste Handtuch danach auseinanderrollen, gut durchkneten, so dass überall Feuchtigkeit hingelangt.
4. Zur Überprüfung der Wärme Unterarm auf heißen Wickel legen.
5. Das Tuch wieder aufrollen und zwar die Enden zur Mitte wie das zweite Tuch; anschließend um den Brustkorb des Kindes von vorn her ausrollen. Die beiden Enden des Brustwickels stoßen dann am Rücken gegeneinander.
6. Ihr Kind nach Wärmeempfinden fragen; wenn zu **heiß**, sofort entfernen, da Verbrennungsgefahr.
7. Das zweite trockene Handtuch wird über das feuchte, heiße Handtuch stramm ausgerollt, und zwar von hinten nach vorne, so dass die Enden am Brustkorb zusammenstoßen.
8. Kind gut zudecken und liegen lassen.

Dauer:

Ca. 10–15 Minuten (so lange wie der Wickel warm ist). Dabei sollten Sie Ihr Kind nicht alleine lassen!

Ende:

Nach Beendigung des Wickels Brustkorb Ihres Kindes gut abfrottieren und Ihr Kind warm anziehen.

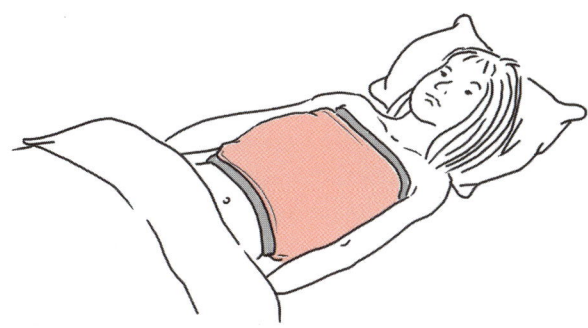

Informationen für Lehrer/ Schule/Kindergarten/Vereine

Praktische Hinweise und Tipps*

Der Ausschluss vom Unterricht oder eine absolute Schonhaltung sind sicher der falsche Weg. Sprechen Sie mit den **Eltern** des Schülers.

Sie können dort überdies erfahren, wie Sie sich am besten verhalten, wenn ein Kind einen leichten oder stärkeren Asthmaanfall hat.

Die Eltern werden Ihnen auch sagen, wer der behandelnde Hausarzt ist (**Rufnummer** notieren) und welche Maßnahmen im Notfall zu treffen sind (Notfallplan für die Schule als Anlage zu dieser Information!).

Am wichtigsten ist jedoch, dass Sie als Lehrer **Vertrauen** zu dem betroffenen Kind haben. Denn letztendlich muss der Schüler selbst entscheiden, ob er bei Atemnot bzw. einem Anfall im Unterricht bleiben kann oder nicht. Asthmakinder können häufig zwischen den verschiedenen Schweregraden der **Asthmaanfälle** unterscheiden. Oftmals handelt es sich um leichtere **Atemnotzustände**, die das Kind durch bestimmte **Atemübungen** und unter der Benutzung seines **Dosier-Aerosols** relativ schnell wieder beheben kann. In der Regel entspannen sich danach die Atemwege, das Kind kann normal atmen und wieder am Unterricht teilnehmen. Wenn Sie merken, dass der Schüler Schwierigkeiten beim Atmen bekommt, sollten Sie ihn dennoch fragen, ob er im Unterricht bleiben oder lieber nach Hause gehen möchte. Bei einem stärkeren Asthmaanfall darf er **auf keinen Fall alleine nach Hause gehen**. Bitte benachrichtigen Sie sofort die Eltern, damit das Kind abgeholt werden kann. Sollten die Eltern einmal gerade nicht zu Hause sein, muss der behandelnde Arzt verständigt werden. **Notfalls müssen Sie für einen korrekten Transport mit dem Krankenwagen sorgen.**

Kinder/Jugendliche mit Asthma bronchiale sind durch ihre Krankheit in vieler Hinsicht **benachteiligt**. Durch nächtliche, schlafraubende Asthmaanfälle und die notwendige Dauermedikation sind sie während des Unterrichts häufig unkonzentriert und zappelig. Haben Sie Verständnis dafür, dass sie sich aus diesen Gründen manchmal anders verhalten als ihre Mitschüler.

Auch während der **Schulstunde** sollten Sie dem Kind Gelegenheit geben, seine Atemübungen als Bestandteil seiner Therapie zu machen.

---

* Zum Kopieren und Verteilen

Schenken Sie ihm dabei keine besondere Beachtung. Wenn Sie kein Aufsehen darum machen, werden sich auch die anderen Schüler daran gewöhnen. Da Asthmakinder meist gut über ihre Krankheit informiert sind, sollten sie die Fragen der Mitschüler auch selbst beantworten. Somit wird der soziale Kontakt untereinander gefördert, ohne dass der Lehrer eine Vermittlerposition einnehmen muss, die den Asthmaschüler ungewollt in eine unangenehme Sonderstellung drängen könnte.

Der Asthmaschüler sollte **nicht mit staubigen Büchern, Mappen oder Plänen** arbeiten – wenn nicht anders möglich, einfach die Materialien feucht abwischen. Im **Chemieunterricht** können einige der benutzten Chemikalien beim Asthmatiker unspezifische Reaktionen auslösen. Die Entscheidung, an welchen Versuchen mit Chemikalien er teilnehmen kann, ist individuell zu treffen. Eventuell können Werkstoffe/Klebstoffe im Rahmen des **Werkunterrichtes** ähnliche Probleme wie im Chemieunterricht zur Folge haben. Auch hier sollten Sie mit dem Schüler und der Familie entsprechend Rücksprache nehmen.

Für Schüler, die allergisch auf Tierhaare und Milben reagieren, ist es wichtig, beim **Biologieunterricht** Abstand von ausgestopften oder lebenden Tieren zu halten. Auch wenn der Tischnachbar ein Haustier besitzt, kann Vorsicht geboten sein. Aufgrund von Tierhaaren an der Kleidung ist bei einem allergischen Asthmatiker jederzeit eine asthmatische Reaktion möglich. Sorgen Sie bitte in diesem Fall dafür, dass der betroffene Schüler einen anderen Platz erhält.

Sofern Sie ein Kind mit Asthma bronchiale (oder anderen Allergien) in der Klasse haben, sollten in **Klassen- oder Kindergartenräumen keine Tiere** gehalten werden, da dadurch eine deutliche Verschlechterung der Krankheit entstehen kann.

Für Milben- und Schimmelpilzallergiker sind **Teppichböden** in den Klassenzimmern völlig ungeeignet.

Asthmatherapieplan/Notfallplan für Lehrer/Schule/Kindergarten/Vereine*

Name:	Klasse:

Das Asthma behandelnder Arzt: .... Tel.: ....

Ärztlicher Notdienst: .... Tel.: ....

Eltern: Name: .... Tel.: .... Tel. Arbeit: ....

Name: .... Tel.: .... Tel. Arbeit: ....

Ruhe bewahren !

Asthma-anfall

langsam oder plötzlich einsetzend:
- Luftnot
- Pfeifen
- festsitzender Husten
- Abfall des peak-flow unter
.... Liter/Minute

1. Stufe

- Kutschersitz oder Torwartstellung mit Lippenbremse
- 2 - 3 Hübe Notfallspray
- Weiter Kutschersitz/Torartstellung mit Lippenbremse

Wenn nach 10 Minuten keine Besserung eintritt (und/oder peak-flow nicht wieder ansteigt):

2. Stufe

- 2 - 3 Hübe Notfallspray
- Kutschersitz/Torwartstellung mit Lippenbremse
- Notfalltablette (Cortison) einnehmen

z.B. ....

Wenn weitere 10 Minuten später keine Besserung eintritt:

3. Stufe

- **Arzt** und Eltern verständigen (Tel. s.o.)
- Weiter Kutschersitz/Torwartstellung mit Lippenbremse

---

* Zum Kopieren und Verteilen

Bitte von den Eltern oder dem
behandelnden Arzt ausfüllen lassen!

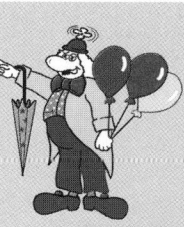

Auslöser:

○ Körperliche Belastung
○ Zigarettenrauch
○ Infekte
○ Tiere: ....
○ Pollen: ....
○ Hausstaubmilbe: ....
○ Nahrungsmittel: ....

Peak-flow:

wird gemessen,
Normalwert liegt bei

.... l/min

Tägliche Dauermedikamente:

....
....
....

Notfallmedikamente:

....
....

Spezielle Maßnahmen in der Schule

zur Verhütung von Asthmaverschlechterungen (insbesondere bzgl. Sport):

....
....

○ Medikamente vor Sport: ....

.... wurde im regelrechten Gebrauch seiner Medi-
(Name des Kindes/Jugendlichen) kamente geschult. Das Kind sollte seine Notfallmedikamente mit sich führen und selbständig benutzen dürfen.

....
Datum / Unterschrift der Eltern   Datum / Unterschrift des behandelnden Arztes

Sport in Schule und Freizeit*

Asthma und Sport

»Asthmakranke Kinder und Jugendliche sollen Sport treiben!« – das scheint auf den ersten Blick keine besonders gute Idee zu sein. Schließlich ist doch ein Drittel der Asthmakinder vom Schulsport gänzlich befreit. Und für die Hälfte spielt Sport leider auch in der Freizeit praktisch keine Rolle.

Doch Asthma und Sport sind keine Gegensätze!

Viele Untersuchungen haben gezeigt, dass für Asthmatiker die Teilnahme an sportlichen Aktivitäten eine **eindeutige Verbesserung der Lungenfunktion** bewirkt.

So ist nachgewiesen, dass durch Sport die allgemeine Kontaktfreudigkeit steigt, die Zahl der Asthmaanfälle abnimmt und die Möglichkeit besteht, die tägliche Medikation zu reduzieren. Auch Sauna und Wechselduschen wirken stabilisierend und härten den Körper ab.

Für Kinder und Jugendliche mit Asthma bronchiale hat Sport eine herausragende Bedeutung, da sie in diesem Bereich die größte Einschränkung erfahren und doch gerade bei Spiel und Sport dabei sein, toben und herumtollen möchten wie ihre Freunde. Wenn Ihr Kind Sport vermeidet oder der Sport ihm sogar untersagt wird, kann es bestimmte Bewegungsabläufe nicht lernen. Das Zusammenspiel der Muskeln Ihres Kindes wird nicht richtig geübt, außerdem entsteht ein erheblicher Trainingsmangel. Dadurch werden »Ungeschicklichkeit« und Enttäuschung bei körperlicher Aktivität begünstigt. Zudem erhält das Kind dann oft noch eine schlechte Sportnote. Dies alles führt dazu, dass ein asthmabetroffenes Kind von seinen Alterskameraden zunehmend isoliert wird, evtl. sogar Hänseleien ausgesetzt ist.

Die »Alles-oder-Nichts«-Vorstellung, entweder der Asthmaschüler ist entschuldigt und vom Sportunterricht befreit oder er muss alles mitmachen, ist unangemessen. Diese Haltung fördert einen Misserfolg.

Eine vernünftige Zusammenarbeit zwischen Lehrern, Eltern, Mitschülern und Asthmakindern kann bei der Beachtung einiger **wichtiger Verhaltensregeln** recht unproblematisch sein:

1. Der Asthmaschüler muss konsequent seine **Dauertherapie** mit den verordneten Medikamenten durchführen.

---

* Zum Kopieren und Verteilen

2. Die regelmäßige **Selbstbeurteilung** bzw. Benutzung des **Peak-flow-Meters** vor dem Sportunterricht hilft den momentanen Lungenzustand zu beurteilen. Eine wirksame Anfallsvorbeugung ist durch das Benutzen eines **Dosier-Sprays** (Sport-Spray) vor dem Sport gegeben.

3. Das **Ausmaß der Belastbarkeit** des einzelnen Asthmatikers sollte den Eltern bekannt sein und von den Sportleitern erfragt werden. Die Belastbarkeit kann anhand eines **Lauftests** in einer entsprechend eingerichteten Arztpraxis oder einer Asthmaambulanz durchgeführt werden.

4. Ein »Kaltstart« sollte vermieden werden. Daher sind mindestens 10 Minuten als **Aufwärmphase** einzuhalten, damit der Körper auf »Touren« kommt. Wichtig ist das **richtige Aufwärmen**: Zuerst 1 Minute traben, dann 1/2 Minute laufen, danach wieder 1 Minute traben und so weiter, insgesamt viermal! Die Belastung sollte anschließend nicht zu schnell, mit jeweils individuellen Pausen gesteigert werden.

5. Während des Sports sollte das asthmabetroffene Kind bei Luftnotsituationen **Ruhepausen** einlegen dürfen, in denen es **Atemübungen** (und **Lippenbremse**) macht oder ein **Dosier-Aerosol** anwendet. Der Lehrer und Übungsleiter sollte dem Kind ausreichend Zeit lassen, da es selbst am besten beurteilen kann, ob und zu welchem Zeitpunkt es weitermachen kann.

6. Es gibt trotz aller Vorsichtsmaßnahmen Zeiten, in denen der Asthmatiker **keinen Sport** treiben sollte. Dies ist der Fall bei bestehender Atemnot und akuten Infekten, zwei bis drei Tage nach einem Asthmaanfall sowie 24 Stunden nach einer Hyposensibilisierungs-Behandlung.

7. Pollenallergiker sollten während der Pollenflugzeit oder bei anderen erhöhten Schadstoffbelastungen der Außenluft nicht auf dem Sportplatz Sport treiben, sondern in der geschlossenen **Halle** bleiben.

8. Bitte sprechen Sie **immer** zu Beginn eines Schuljahres mit dem Sportlehrer. Eventuell kann eine ärztliche Befreiung von der **Sportzensur** notwendig sein (Attest!). **Vom Sport selbst darf kein Kind befreit werden, da dadurch das Asthma und seine Auswirkungen evtl. schlechter werden können.**

9. Eventuell kann eine ein- bis zweijährige Teilnahme an einer **Asthmasportgruppe** Grundlage für eine bessere Integration sein.

10. Als **besonders geeignete Sportarten** haben sich erwiesen: Schwimmen, Kanu- und Kajak fahren, Rudern, Geländelauf mit Pausen (Orientierungslauf), Rad fahren, Ballspiele, Tischtennis, Badminton, Eislaufen, Radeln, Alpenski. Ski-Langlauf ist nach ärztlicher individueller Beratung möglich. Als **eher ungeeignet** erwiesen haben sich: Kraftsport, Ringen und Boxen.

Kuren/Rehabilitation

Sie sind sicherlich schon oft auf **Kuren** und ihre Wirkungen angesprochen worden. Was sind zu Kuren und deren Nutzen aus unserer Sicht zu sagen?

- Bei jedem Menschen bewirkt ein akuter Klimawechsel eine Umstimmung der körpereigenen Hormonregulation. Dieser Effekt hält nur 6–7 Wochen an. Er ist unabhängig davon, ob gleichzeitig Kurmaßnahmen erfolgen oder nicht. Der Klimawechsel bewirkt eine Verbesserung der Körpertemperaturregulation, eine verstärkte körpereigene Cortisonbildung und eine psychische Stabilisierung.
Diese Klimaeffekte können Sie und Ihre Familie zu jeder beliebigen Zeit unabhängig von Kurmaßnahmen nutzen.
- Bisher gibt es keine Untersuchungen über Langzeitwirkungen nach einer Kur. Es ist nicht bekannt, ob außer einer verbesserten Infektvorbeugung andere Langzeiterfolge durch eine Klimakur möglich sind.
- Für viele Klimazonen besteht eine verringerte Allergenkonzentration, sodass bei hochgradigen Allergien (z. B. extreme Pollenallergie) der Aufenthalt in einem allergenarmen Klimabereich eine sehr sinnvolle Ergänzung zur übrigen Asthmatherapie bedeuten kann.
- Besondere Inhalte einer Kur (intensive Patientenschulung, regelmäßige Krankengymnastik, Sport usw.) sollten nicht nur Bestandteil einer Kur sein, sondern Ihnen und Ihrem Kind auch zu Hause zur Verfügung stehen. Eine sinnvolle Asthmatherapie hat als Basis eine wohnortnahe Gesundheitserziehung, Asthmabetreuung und -begleitung.
- Nachteilig für viele Kinder ist die oft erzwungene Abwesenheit der Eltern. Nachteilig ist auch, dass eine Schulrehabilitation in aller Regel nicht in den Kurkonzepten enthalten ist.
- Manche Ärzte, Verwandte, Bekannte meinen, dass eine Kur besonders dann sinnvoll sei, wenn psychische Auslöser behandelt werden sollen. Hierzu ist zu sagen, dass psychische Auslöser weder in einer Kur noch »Sonstwo« »behandelt« werden können. Sollen die psychischen Folge- und Begleitumstände der chronischen Erkrankung mit einbezogen werden, so ist dies in kontinuierlicher Art und Weise nur wohnortnah möglich und kein Grund für eine Kur. Da, wie schon ausgeführt (s. S. 105 ff.), vom Asthma eines Kindes die Familie als Ganzes betroffen ist, macht es keinen Sinn, die Familie durch eine Therapiemaßnahme zu trennen, d. h. Eltern und Geschwister hinsichtlich der Asthmabetreuung weitestgehend außen vor zu lassen.

Von der Kur ist eine **Rehabilitation** zu unterscheiden:

Unter Rehabilitation versteht man eine strukturierte umfangreiche Maßnahme, die in all den Bereichen, in denen das Kind durch sein Asthma bronchiale einen Nachteil erlitten hat oder erleiden könnte, Unterstützung, Hilfe und Training anbietet. Dies betrifft die Bereiche Patientenschulung, gezielte Krankengymnastik und Asthmasport inklusive Ausdauertraining, Aufarbeiten von Schulungsdefiziten, intensives Einüben all der Dinge, die im Alltag beim Umgang mit Asthma notwendig sind. Dies erfolgt in einer Rehabilitationseinrichtung in Gruppenform.

Für eine derartige Rehabilitation ist der Klimawechsel zwar eine wichtige Zusatzkomponente, jedoch nicht der entscheidende Inhalt. Eine Rehabilitation ist demzufolge etwas ganz anderes als eine Kur. Eine Rehabilitation bedarf einer sorgfältigen individuellen Planung (auch schon zu Hause mit dem dort behandelnden Arzt/Zentrum). Nach einer Rehabilitation ist zudem eine gezielte Nachsorge durch Ihren Arzt/durch das Asthmazentrum notwendig.

Asthmainternat

Nur für bestimmte Situationen kann der Daueraufenthalt in einem für das Asthma besser geeigneten Klima notwendig sein. Eine beispielhafte Situation ist das gleichzeitige Vorhandensein von Schulproblemen und schwerem Asthma, das anders nicht bewältigt werden kann. Nach sorgfältiger gemeinsamer Überlegung kann dann ein Asthmainternat eine sinnvolle Therapieergänzung sein. Diese komplexe Situation ist sicherlich nicht durch eine Kur alleine zu bewältigen.

TIPP

Kuren und Rehabilitation unterscheiden sich deutlich. Eine Rehabilitation kann allerdings nie eine sinnvolle medikamentöse Dauertherapie und eine wohnortnahe kompetente Langzeitbetreuung ersetzen. Eine Rehabilitation sollte immer mit dem Arzt, der am Wohnort die Langzeitbehandlung mit Ihnen zusammen plant und durchführt, abgesprochen sein.

»Alternative« Therapiemaßnahmen

Es ist verständlich und nachvollziehbar, dass Sie als Eltern für Ihr asthmakrankes Kind alles unternehmen und nichts unversucht lassen wollen, um das Asthma zu einer Besserung oder sogar zum Ausheilen zu bringen. Dieser Wunsch ist nicht vollständig erfüllbar, da aus unserer ärztlichen Sicht eine echte Ausheilung nicht versprochen werden kann. Auch wenn Ihr Kind keine Beschwerden hat, so ist durch die angeborene Veranlagung die Übererregbarkeit des Bronchialsystems lebenslang vorhanden und nachweisbar.

Für viele Eltern ist es in diesem Zusammenhang unbedingt notwendig bzw. wünschenswert, auch so genannte »alternative« Therapiemethoden mit einzusetzen. Dieses ist sehr häufig ohne Risiken für die ärztlicherseits empfohlene Asthma-Dauertherapie möglich, wenn Sie darüber vorher mit Ihrem Kinderarzt und/oder dem Asthmazentrum sprechen.

Meist lassen sich »alternative« Therapieformen mit der »schulmedizinischen« Therapie problemlos kombinieren. Ein Unterbrechen oder Absetzen einer angemessenen »schulmedizinischen« Therapie (wie bei vielen »alternativen« Therapien gewünscht oder sogar unabdingbar gefordert) ist aus unserer Sicht nicht notwendig. Die Risiken eines Absetzens der »schulmedizinischen« Therapie sollten Ihnen vor Beginn einer »alternativen« Behandlung bekannt sein, nur so können Sie selbst das Für und Wider einer empfohlenen Maßnahme abwägen. Bitte suchen Sie das Gespräch mit Ihrem Kinderarzt oder mit Ärzten, die sich auf die Behandlung des Asthma bronchiale spezialisiert haben.

Der allgemeine Sprachgebrauch kennt die Begriffe »Schulmedizin« und «alternative« Medizin. Diese Begriffe unterstellen, dass es nur ein Entweder-Oder gibt, und dass alles, was unter dem Begriff »alternative« Medizin durchgeführt wird, auch wirklich sinnvoll ist. Das Gleiche gilt natürlich auch umgekehrt für die »Schulmedizin«. Auch hier wird in manchen Diskussionen für Sie als Eltern der Eindruck erweckt, dass nur die »Schulmedizin« immer das Richtige weiß oder macht.

»Alternative« Therapiemethoden sind meist Maßnahmen, die die unterschiedlichsten Hintergründe und Denkansätze vereinen. Dabei handelt es sich nicht um eine einheitliche Form der Therapie. Gerade dieser Aspekt macht es für Sie so schwierig, diese Verfahren in ihrer Wertigkeit zu beurteilen.

Viele »alternativen« Therapiemethoden entstammen weltanschaulichen Überlegungen bzw. Behauptungen, die logischen physikalischen und chemischen Erkenntnissen widersprechen. Manche der »alternativen« Therapiemethoden stammen aus Zeiten, in denen wichtige Zusammenhänge über Krankheiten, Medikamente und Beeinflussung der Krankheiten noch unbekannt waren. Es ist nahe liegend, dass mit Vorstellungen über Krankheiten und Medikamente, wie sie vor 200 Jahren gültig waren, heute Krankheiten nicht mehr angemessen behandelt werden können.

Ein Beispiel dafür ist die **Homöopathie**. Sie wurde vor etwa 180 Jahren entwickelt. In der damaligen Zeit hatte man nur sehr ungenaue Vorstellungen über Krankheiten und ihre Behandlungsmöglichkeiten, insbesondere aber auch über die Wirkungsweise der Medikamente. Die Homöopathie hat seinerzeit einen neuen Weg aufgezeigt, um Auswirkungen von Medikamenten und Pflanzenextrakten zu Dosis und Heilerfolg in Beziehung zu setzen. Sie war damals ein wesentlicher, neuer Denkansatz.

Die Basis der Homöopathie besteht in der Überlegung, dass man Ähnliches mit Ähnlichem heilt. Es wird also angestrebt, dass bestimmte Symptome dadurch verschwinden, dass ein Medikament ähnliche Symptome hervorruft wie die Krankheit. Es ist heute möglich, gezielter und differenzierter mit Krankheit, Krankheitsursachen und Medikamenteneinsatz bzw. -wirkung umzugehen. Die Weiterentwicklung des homöopathischen Gedankengutes unter Berücksichtigung der Erkenntnisse der letzten 200 Jahre ist aus unserer ärztlichen Sicht im Wesentlichen unterblieben.

Die Homöopathie geht davon aus, dass durch so genanntes Potenzieren eine bessere Behandlung einer Erkrankung möglich ist. Potenzieren bedeutet, dass ein Wirkstoff extrem verdünnt wird, sodass fast überhaupt keine Wirksubstanz mehr zum Schluss im Extrakt enthalten ist. Bisher konnte noch nicht geklärt werden, ob diese Aussage zu Recht besteht. Vor allen Dingen ist nicht nachzuvollziehen, warum beim Verdünnen nur die »guten« Eigenschaften einer Substanz im Wasser als Gedächtnis zurückbleiben sollen und nicht die »schlechten«. Diese so genannte Gedächtnisleistung, die beim Potenzieren wirken soll, ist bisher durch nichts belegt worden.

Von vielen so genannten »alternativen« Therapien wird in Anspruch genommen, dass eine Verstärkung des Abwehrsystems erfolgt. Dieser Effekt ist insbesondere für Homöopathie nicht belegt. In aller Regel ist das allergische Asthma Folge einer überschießenden, also zu heftigen Reaktion des Abwehrsystems. Daher ist es zunächst nicht sinnvoll, eine Abwehrschwäche anzunehmen bzw. zu behandeln. Eine bestimmte Anzahl an Infekten, an Erkältungskrankheiten kann man Ihrem Kind nicht ersparen: Erkältungskrankheiten gehören zum natürlichen Training des Immunsystems bei jedem Kind.

Sowohl in der Homöopathie als auch bei anderen Therapieformen kommen heute noch Substanzen zum Einsatz, die in der Behandlung jedweder Erkrankung nicht mehr vertretbar sind (z.B. Arsen oder hochgiftige bzw. hochwirksame Pflanzenextrakte). Darüber hinaus sollten Sie wissen, dass Pflanzenextrakte nur gewonnen werden, wenn Sie mit Alkohol den Pflanzen entzogen werden. Somit entstehen bei der Herstellung von pflanzlichen Präparaten Schnäpse mit einem Alkoholgehalt von bis zu 30–40 Volumenprozent. Wir als Kinderärzte halten das Verabreichen von Alkohol im Kindesalter, auch über Medikamente, für grundsätzlich problematisch.

Aus dem Ausland oder per Anzeige zu beziehende Medikamente (meist als »Asthmatee« angepriesen) müssen sehr kritisch geprüft werden. Diese Präparate sind häufig Tees, Tinkturen, so genannte Wunderdrogen. Sehr oft konnte durch Analysen festgestellt werden, dass diese Präparate nicht deklariertes Cortison enthielten. Der Grund dafür ist die fehlende Kontrollmöglichkeit. Diese Präparate sind zudem meist recht teuer. Wir möchten Sie zu allerhöchster Vorsicht vor solchen unbekannten Extrakten ermutigen.

Sowohl von »Schulmedizinern« als auch »Nichtschulmedizinern« wird die **Akupunktur** für das Asthma propagiert. Die Akupunktur hilft für einen Kurzzeitraum von 2–6 Monaten. Danach verläuft das Asthma unverändert weiter, und auch wiederholte Akupunkturen ergeben keinen verbesserten, sogar eher einen nachlassenden Effekt.

Therapieformen wie **Gegensensibilisierung** und **Symbioselenkung** sind auch bei entsprechenden Kontrolluntersuchungen als unwirksam eingestuft worden.

Die Gabe von **Gammaglobulin** wird von vielen »Schulmedizinern«, aber auch in alternativen Behandlungsformen empfohlen. Die Behandlung mit einer konventionellen Dosis unter der Vorstellung der Behandlung eines Abwehrmangels ist nicht sinnvoll und ein Erfolg nicht belegt, insbesondere da – wie schon ausgeführt – beim Asthma bronchiale kein Mangel an Gammaglobulinen vorliegt. Neuerdings wird versucht, über entsprechende Untersuchungen zu klären, ob eine hoch dosierte Gammaglobulingabe in der Lage ist, eine stark ausgeprägte Hyperreagibilität zu bessern. Ergebnisse dieser Untersuchungen liegen noch nicht vor.

Hoch riskant ist die Therapie mit **Frischzellen**, die immer wieder empfohlen wird und bereits zu Todesfällen wegen schwerer allergischer Reaktionen geführt hat.

Die so genannte **Eigenblutbehandlung** gilt als »Reiztherapie«. Es soll eine Immunstimulation über eine Fiebererzeugung erfolgen, also eine Verbesserung der Abwehrkräfte. Diese Form der Therapie stammt ebenfalls noch aus einer Zeit, als es andere Medikamente für eine angemessene Asthmabehandlung nicht gab. Bisher konnte kein sinnvoller Effekt für eine Asthmabehandlung gefunden werden.

Neuerdings kommt die so genannte **Bioresonanzmethode** bei allergischen Krankheiten und Asthma bronchiale häufig zum Einsatz. Das eingesetzte Gerät funktioniert nach dem Prinzip des Lügendetektors und ist nicht geeignet für Allergiediagnostik oder Allergiebehandlung. Die vom Hersteller behaupteten Fähigkeiten der Geräte widersprechen sämtlichen physikalischen Erkenntnissen und beruhen auf bislang unbewiesenen Behauptungen. Die diagnostischen und therapeutischen Aussagen dieser Methode unterliegen dem Zufall und unterscheiden sich nicht vom so genannten Placeboeffekt, wie mehrfach durchgeführte sorgfältige Untersuchungen belegen.

Sehr häufig wird **Calcium** für die Behandlung von Asthmaanfällen empfohlen. Da dem Asthma kein Calciummangel zugrunde liegt, ist diese Behandlung sinnlos. Calcium hat erhebliche Nebenwirkungen (Müdigkeit, Fahruntüchtigkeit).

Luftanfeuchter und **Raumluftverbesserer** bergen das Risiko einer Schimmelpilzbesiedlung (durch Kontakt von Wasser und Kunststoffoberfläche). Wenn diese Geräte erst einmal mit Schimmelpilzen besiedelt sind, entsteht eine erhöhte Belastung Ihres Kindes mit Schimmelpilzsporen. Somit können zu den bisher vorhandenen Auslösern noch neue allergische Auslöser hinzukommen. Darüber hinaus ist es wichtig für Sie zu wissen, dass diese Geräte weder im Dauereinsatz noch beim Akuteinsatz eine Besserung der Beschwerden bewirken.

Eine **Ionisierung des Kinder- oder Wohnzimmers** gelingt mit keinem der dafür angepriesenen Geräte. Somit kann auch der versprochene Effekt (Verringerung von Schadstoffteilchen, Allergenen usw.) nicht eintreten. Diese Geräte sind sehr teuer.

Weitere Therapieformen sind **Aufspüren und Berücksichtigen von Wasseradern oder** auch **Magnetfeldtherapie**. All diese Therapien sind beim Asthma wirkungslos und verhindern für Ihr Kind eine angemessene Asthma-Dauertherapie sowie auch ein adäquates Umgehen mit einem Asthmaanfall.

Die Liste der zitierten Therapieformen ist sicher unvollständig. Es kann im Rahmen dieses Buches nicht auf alle »alternativen« Heilmethoden eingegangen werden.

Für Sie als Eltern ist es sehr schwierig, Vor- und Nachteile einer Ihnen empfohlenen Behandlung zu überschauen. Wir Kinderärzte fordern von jedem von uns verordneten Medikament, dass der Einsatz und die Dosis gut begründet und auch negative Auswirkungen sowie Risiken überprüft sind. Nur so ist ein sorgfältiges Abwägen vor Einsatz eines Medikamentes möglich. Dieser Grundsatz des sorgfältigen Abwägens ist für jede andere Form der Therapie, auch für so genannte »alternative« Therapien, zu fordern. Vor Beginn einer Behandlung, sei sie »schulmedizinisch«, »alternativ«, »naturheilkundlich« oder »homöopathisch«, sollten Sie als Eltern alle Risiken und Auswirkungen, aber auch die Effekte der empfohlenen Therapieform kennen und übersehen können.

Für jede Therapie ist zu fordern, dass sie mehr bewirkt als der so genannte Placeboeffekt. Placeboeffekt heißt, dass auch dann, wenn Ihr Kind nur Zuckerwasser trinkt, eine Besserung des Krankheitsgeschehens allein dadurch entsteht, dass Sie und Ihr Kind an diese Besserung glauben.

Eine Behandlung muss also diesen so genannten Placeboeffekt überschreiten.

Leider fehlt für die meisten »alternativen« Therapiemaßnahmen der Vergleich mit dem Placeboeffekt.

Seien Sie zudem skeptisch bei Ausschließlichkeitsansprüchen und gehen Sie kritisch mit unwahrscheinlichen Aussagen sowie »Wunderheilungen« und Heilversprechungen um. Oft ist bei kritischem Nachdenken schon erkennbar, dass versprochene Wirkungen/Heilungen gar nicht funktionieren können.

TIPP

Führen Sie immer eine Nutzen-/Risikobeurteilung von empfohlenen Maßnahmen durch. Bei der Beurteilung von »alternativen« Therapien kann Ihnen das Buch der Stiftung Warentest (Stiftung Warentest »Die andere Medizin, Lützowplatz 11–13, 10785 Berlin) wertvolle Hilfestellungen bieten.

Zusammenfassung

Wir möchten Sie ausdrücklich ermuntern, mit Ihrem betreuenden Arzt zu sprechen, sofern Sie eine »alternative« Therapiemaßnahme planen. Sie als Eltern sollten in der Lage sein, zu überschauen, ob durch den Einsatz »alternativer« Therapiemaßnahmen eine Asthmaunterbehandlung in der Dauertherapie oder auch das Risiko schwerer lebensgefährlicher Asthmaanfälle entsteht. Jedwede Asthmatherapie für Ihr Kind soll angemessen sein und völlige Beschwerdefreiheit in der Dauerbehandlung sowie im Anfall rasche und vollständige Beseitigung der Beschwerden zum Ziel haben. Dabei können so genannte »alternative« Maßnahmen – sofern sie ungefährlich sind – parallel zu einer angemessenen medikamentösen Asthmatherapie durchaus eingesetzt werden.

Lösung des Kinderrätsels

»Lufti ist der Größte«

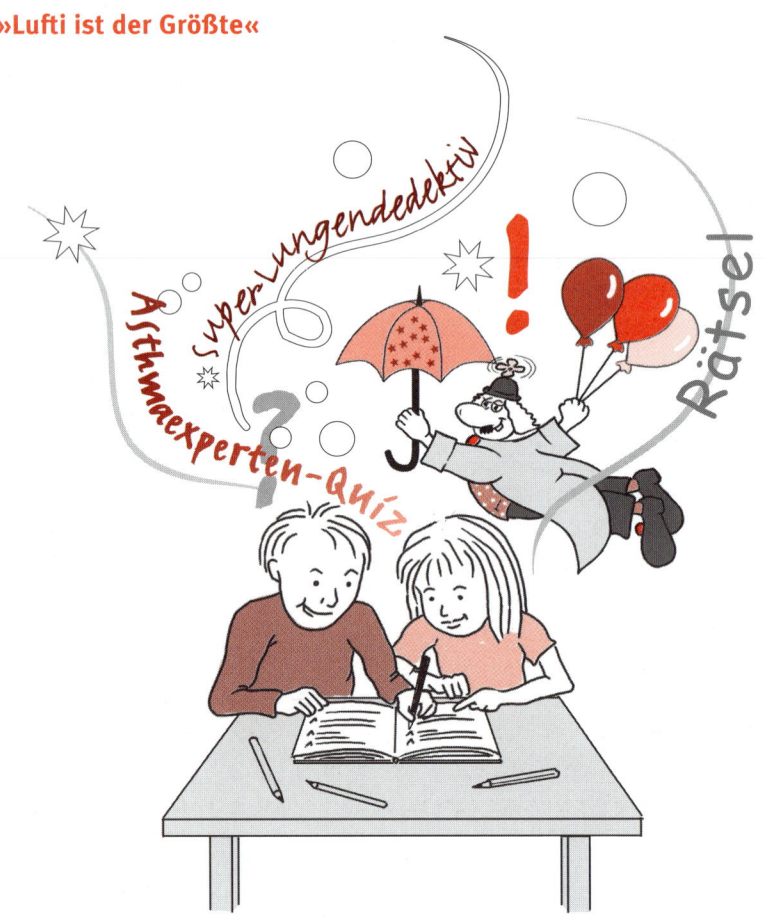

Asthmaschulung in Deutschland

Nach den ersten Anfängen in den USA haben sich in Deutschland seit 1986 an einigen Kinderkliniken stationäre und ambulante Asthmaschulungen entwickelt. In den folgenden Jahren kamen immer mehr Initiativen und Schulungsteams hinzu; ab 1990 wurden in Bremen, Berlin-Brandenburg, Hessen, Niedersachsen und Nordrhein-Westfalen spezielle Asthmaschulungen in Kinderarztpraxen und in Zusammenarbeit mit Selbsthilfegruppen durchgeführt.

Aus diesen vielfältigen Bemühungen ist ein Zusammenschluss aller in der Asthmaschulung von Kindern engagierter Kinder- und auch mancher Lungenfachärzte, Psychologen und Pädagogen, Kinderkrankenschwestern, Atem- und Krankengymnasten sowie Sporttherapeuten hervorgegangen, die **Arbeitsgemeinschaft Asthmaschulung im Kindes- und Jugendalter e.V.**

In dem gemeinnützigen Verein arbeiten auch interessierte Laien und Selbsthilfegruppen mit. Die Arbeitsgemeinschaft veranstaltet jährliche wissenschaftliche Tagungen, auf denen ein gemeinsamer Austausch der Erfahrungen stattfindet, aber vor allem aktuelle und für alle Asthmaschulungsteams bindende Standards für die notwendigen medizinischen, psychologischen und methodisch-didaktischen Inhalte erarbeitet wurden und werden. Um eine optimale Ausbildung aller Asthmatrainer zu gewährleisten, wurden bislang acht Asthmaakademien gegründet, an denen nach einem gemeinsamen Lehrplan (Curriculum) unterrichtet und die praktische Durchführung der Asthmaschulung trainiert wird.

Auf diesem Wege soll das gemeinsame Ziel erreicht werden, Asthmaschulung für alle Kinder und Jugendliche, zusammen mit ihren Eltern, flächendeckend in Deutschland, wenn möglich auch in Österreich und der Schweiz, anzubieten. Mittlerweile konnte in einigen Bundesländern in Verhandlungen mit den Gesetzlichen Krankenkassen eine Bezahlung ambulanter Asthmaschulungen im Umfang von 30 Stunden erreicht werden (18 Std. à 45 Minuten für Kinder/Jugendliche und 12 Std. à 45 Minuten für die Eltern). Seit 2001 gibt es einen ersten bundesweit geltenden Rahmenvertrag mit der BKK.

Falls Sie als Eltern genauere Auskünfte über Asthmaschulungsangebote in Ihrer Stadt oder Region wünschen, wenden Sie sich bitte an die **AG Asthmaschulung** zu Hd. des Vorsitzenden Dr. Szczepanski, Iburger Straße 187, 49082 Osnabrück.

Adressen, die weiterhelfen

Anschriften von Selbsthilfegruppen und Beratungseinrichtungen

Deutscher Allergie- und Asthmabund (DAAB) e.V., Hindenburgstraße 110, 41061 Mönchengladbach, Tel. 02161/814940 (Beratungsstelle: 02161/10207), Fax: 02161/8149430, E-Mail: info@daab.de, Internet: www.daab.de

Arbeitsgemeinschaft Allergiekrankes Kind – Hilfen für Kinder mit Asthma, Ekzem oder Heuschnupfen (AAK) e.V., Nassaustraße 32, 35745 Herborn, Tel. 02772/92870, Fax: 02772/928748, E-Mail: aak-ev@t-online.de, Internet: www.aak.de

Deutsche Atemwegsliga e.V., Burgstraße 12, 33175 Bad Lippspringe, Tel. 05252/954505, Fax: 05252/954506, E-Mail: atemwegsliga.u.butt@t-online.de, Internet: www.atemwegsliga.de

Deutsche Hilfsorganisation Allergie und Asthma e.V. (DHAA), Bundesgeschäftsstelle, Bonusstraße 32, 21079 Hamburg, Tel. 040/7631322, Fax: 040/7631339, E-Mail: dhaa-hamburg@t-online.de, Internet: www.dhaa-hamburg.de

Allergiker Selbsthilfe e.V. für Kinder, Jugendliche und Erwachsene mit Asthma, Neurodermitis und Allergien, Postfach 1665, 65766 Kelkheim, Tel. 06195/910674, Fax: 01695/910674, E-Mail: allergiker-selbsthilfe@t-online.de

Allergie- und umweltkrankes Kind e.V., Westerholter Straße 142, 45892 Gelsenkirchen, Tel. 0209/30530 oder 0209/3809036, Fax: 0209/3809037, E-Mail: AUKGE@aol.com, Internet: http://members.aol.com/AUKGE

Patientenliga Atemwegserkrankungen e.V., c/o Patients Care Mainz, Wormser Straße 81, 55276 Oppenheim, Tel. 06133/3543, Fax: 06133/2024, E-Mail: patientenliga@pharmedico.de, Internet: www.patientenliga-atemweg.de

Asthma-Vereinigung in Österreich

Österreichische Lungenunion, Obere Augartenstraße 26–28, A-1020 Wien, Tel. 3304286, Fax: 3304286, E-Mail: lungenunion@chello.at

Asthma-Vereinigungen in der Schweiz

Lungenliga Schweiz, Südbahnhofstraße 14 C, Postfach 49, 3000 Bern 17, Tel. 031/3782050, Fax: 031/3782051, E-Mail: info@lung.ch, Internet: www.lung.ch

aha! Schweizerisches Zentrum für Allergie, Haut und Asthma, Gryphen-hübeliweg 40, Postfach 378, 3000 Bern 6, Tel. 031/3599000, Fax: 031/3599090, E-Mail: info@ahaswiss.ch, Internet: www.ahaswiss.ch

Schweizerische Elternvereinigung asthma- und allergiekranker Kinder (SEAAK), Südbahnhofstraße 14 C, Postfach 529, 3000 Bern 17, Tel. 031/3782010, Fax: 031/3782011, E-Mail: seaak@swissonline.ch, Internet: www.seaak.ch

Erklärung der Fremdwörter

Aerosol
In Luft schwebende feste oder flüssige Teilchen

Akut
Plötzlich auftretend

Allergen
Eine Substanz, die vom Körper als fremd erkannt wird und auf die das Abwehrsystem reagiert (Immunreaktion)

Allergische Krankheit
Überschießende Immunreaktion auf ein Allergen. Es kommt dabei zu Krankheitssymptomen

Alveole (Lungenbläschen)
Hier findet der Sauerstoff- und Kohlendioxidaustausch zwischen Luft und Blut statt

Ambulant
Betreuung ohne stationäre Aufnahme in das Krankenhaus

Anamnese
Krankenvorgeschichte

Anaphylaktischer Schock
Heftigste Überempfindlichkeitsreaktion, die neben Nesselfieber, Asthmaanfall und anderen allergischen Symptomen zum Kreislaufkollaps und evtl. zur Bewusstlosigkeit führt

Antibiotika
Medikamente zur Bekämpfung von Bakterien

Antigen
Substanz, die vom Körper als fremd erkannt wird und eine Abwehrreaktion auslöst (z. B. Viren, Bakterien, Pollen, Milben)

Antihistaminika
Medikamente, die die Wirkung von Histamin abschwächen

Antikörper
Vom Körper gebildete Stoffe, die als Reaktion auf ein Antigen gebildet werden und dieses bekämpfen

Asthma bronchiale
Rückbildungsfähige Bronchialentzündung infolge Überempfindlichkeit der Bronchien auf verschiedene Reize

Atemwege
Mund, Nase, Rachen, Kehlkopf, Luftröhre, Bronchien und Lungenbläschen

Atopie
Angeborene Bereitschaft zu allergischen Erkrankungen (Asthma bronchiale, Neurodermitis, Heuschnupfen etc.)

Autogenes Training
Eine spezielle Form von Entspannungsübungen, die u. a. Angst entgegenwirken

Bewältigen
Entwicklung eines angemessenen Umgangs mit einer Krankheit. Bewältigen ist ein psychologischer Prozess

Blutspiegel
Der Blutspiegel eines Medikaments, der nach einer Blutentnahme bestimmt wird, gibt die Konzentration im Blut an

Bodyplethysmografie
Lungenfunktionsuntersuchung in einer abgeschlossenen Kammer

Bronchien
Mehrzahl von Bronchus. Äste im Anschluss an die Luftröhre, die zu den Lungenbläschen führen

Bronchiolus
Bronchiole, kleinster Bronchus

Bronchitis
Entzündung der Bronchien

Bronchospasmus
Bronchokonstriktion. Verengung der Bronchien durch Anspannung der Bronchialmuskulatur

Bronchospasmolytika
Medikamente, die die Bronchien durch Erschlaffung der Bronchialmuskulatur erweitern

Brustwickel
Ausführung siehe Seite 132

Chronisch
Lang andauernd

»Die Drei Dicken«
Bei einsetzender Luftnot verdicken sich »Die Drei Dicken«: Schleimhaut, Schleim, Muskulatur

Dosier-Aerosol
Kleines Druckgas-Gerät (Spray) zur Erzeugung eines Aerosols

Dyspnoe
Atemnot

Exspiration
Ausatmung

Extrinsic-Asthma
Von außen kommendes, z. B. allergisches Asthma

Emphysem
Überblähung

Encasing (Matratzenhülle)
Matratzenumhüllung aus Kunststoff, die für Milben, Milbenkot und Hautschuppen undurchlässig ist, aber Feuchtigkeit noch durchlässt. Die Matratzen müssen dabei komplett umhüllt werden

Histamin
Vom Körper gebildete Substanz, die u. a. in Mastzellen gespeichert ist. Bei Kontakt mit Allergenen kommt es zur Freisetzung von Histamin, welches dann Symptome auslöst, z. B. einen Asthmaanfall oder eine Quaddel

Hyperreagibles Bronchialsystem
»Überreizbare« Bronchialschleimhaut aufgrund einer chronischen Entzündung. Verursacht Asthmabeschwerden

Hypersekretion
Vermehrte Schleimabsonderung

Hyposensibilisierung
Minderung der Überempfindlichkeit bei Allergikern. Durch dosiert gesteigerte Zufuhr kleiner Mengen stufenweise Gewöhnung des Körpers an Allergene

Immunreaktion
Reaktion des körpereigenen Abwehrsystems

Indikation
Heilanzeige; Anlass, ein Medikament anzuwenden

Infektion
Kontakt des Körpers mit Erregern (z. B. Viren, Bakterien). Die Reaktion des Körpers ist die darauf folgende Entzündung

Inhalation
Einatmung

Inhalationshilfe
Eine Verneblungskammer aus Plastik (auch Spacer genannt), die als Hilfsmittel dient, damit eine optimale Inhalation von Sprays gewährleistet ist

Intravenös
In die Vene

Intrinsic-Asthma
Von innen kommendes, nicht allergisches Asthma

K

Kontraindikation
Gegenanzeige, bei der ein Medikament nicht angewendet werden darf

L

Lokal
Örtlich

Lungendetektiv
Eine Methode der Selbstbeurteilung, mit der man ohne Hilfsgeräte feststellen kann, wie es der Lunge geht

M

Mastzellen
Mastzellen sind eine besondere Art von weißen Blutkörperchen, welche u. a. Histamin enthalten. Wenn sich ein Allergen an eine Mastzelle anlagert, werden Histamin und andere Substanzen freigesetzt. Diese Substanzen bewirken die Beschwerden, z. B. einen Asthmaanfall

O

Obstruktion
Verengung der Bronchien

Ödem
Gewebeanschwellung durch Wassereinlagerung

Oral
Durch den Mund

P

Peak-flow
Maximale Luftströmung bei der Ausatmung

Peak-flow-Meter
Gerät zur Messung des Peak-flows

Pollinosis
Heuschnupfen, ausgelöst durch Pollen (Blütenstaub)

Prick-Test
Allergie-Hauttest

Prophylaxe
Vorbeugung einer Krankheit

Provokationstest
Allergie-Test, bei dem das überempfindliche Organ (z. B. Nase, Bronchien) Allergenen kontrolliert ausgesetzt wird, um eine mögliche allergische Reaktion zu messen

R

RAST-Test
Allergie-Bluttest, bei dem Antikörper gegen bestimmte Allergene gemessen werden

Respiration
Atmung

»Retard«
Das Medikament ist so zubereitet, dass es eine lang dauernde, gleichmäßige Freisetzung des Wirkstoffes ermöglicht

S

Sekret
Schleim

Sekretolyse
Schleimlösung

Sensibilisierung
Entstehung einer Überempfindlichkeit nach einem Kontakt des Körpers mit einem Allergen

Spacer
Siehe Inhalationshilfe

Spastik
(wie Obstuktion): eine Verkrampfung und Verengung der Atemwege

Status asthmaticus
Schwerer Asthmaanfall, der über
24 Stunden dauert

Subkutan
Unter die Haut gespritzt

Symptom
Beschwerden, die man bei einer Erkrankung spürt oder bemerkt

Synkopaler Asthmaanfall
Plötzlicher schwerer Asthmaanfall
mit Bewusstlosigkeit und Sauerstoff-
unterversorgung

Thorax
Brustkorb

Ventilation
Belüftung der Atemwege

Zyanose
Blaufärbung durch Sauerstoffmangel

Sachverzeichnis Elternteil

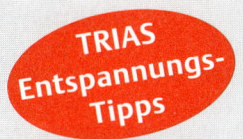
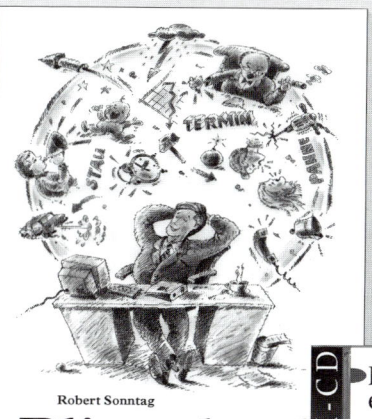
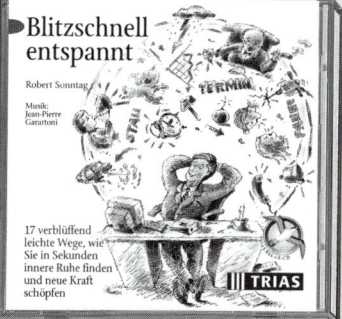
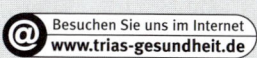
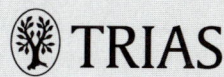

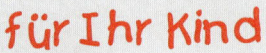
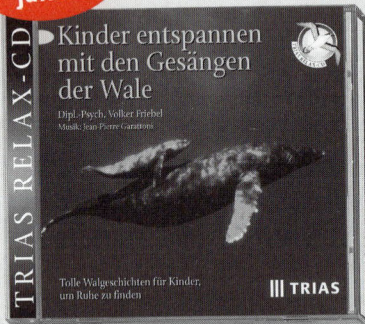
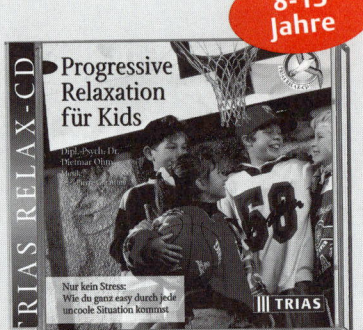
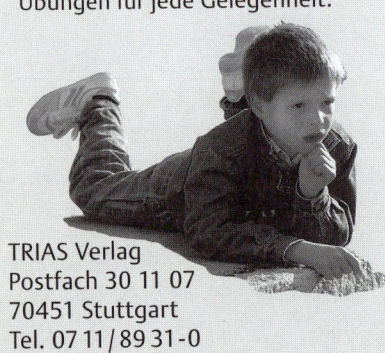
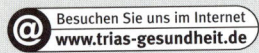
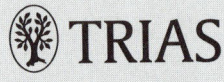